Aktive Rückenschule

Aktive

Rückenschule

Bewegung, Stärkung und Stabilisation

garant

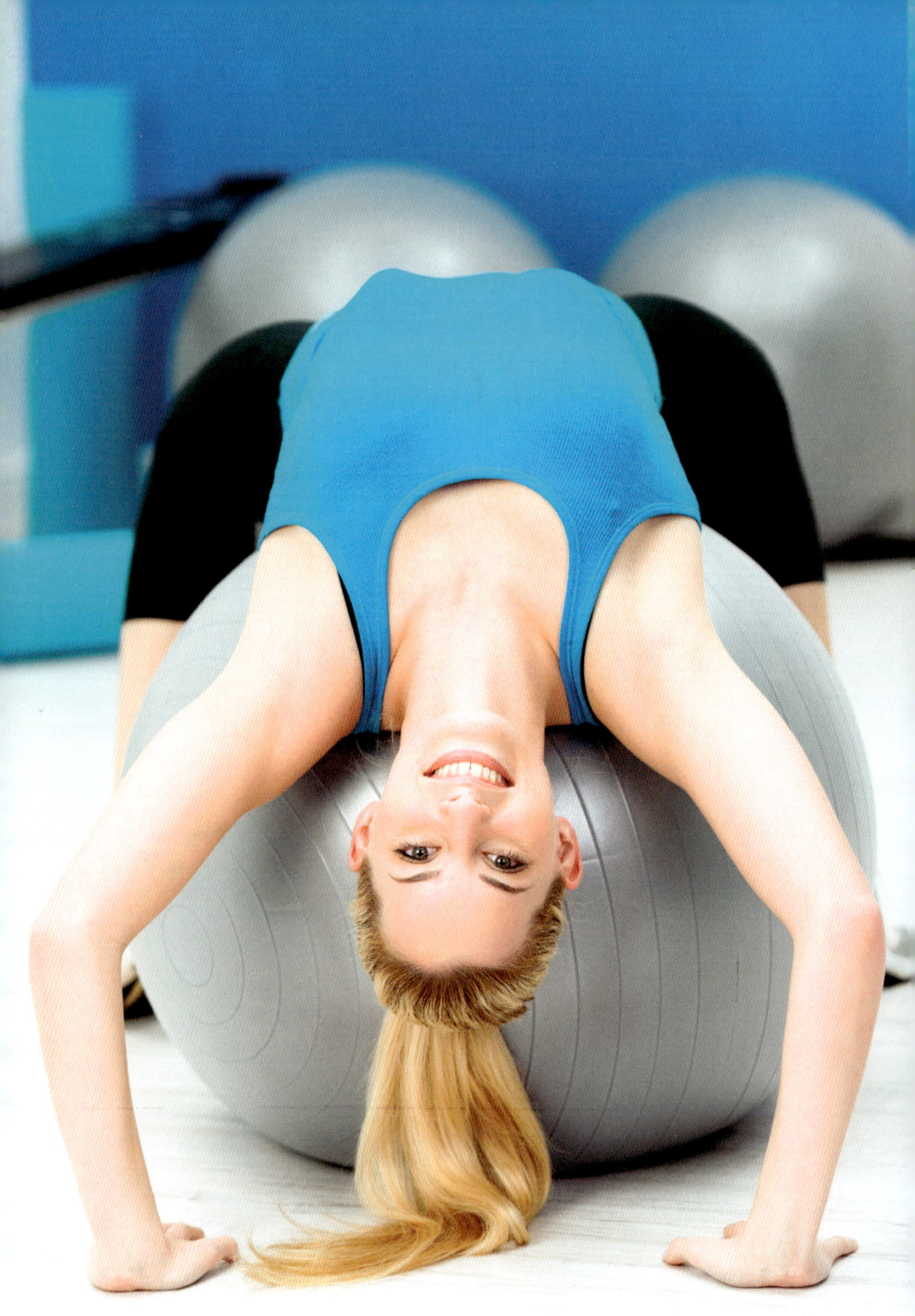

Inhalt

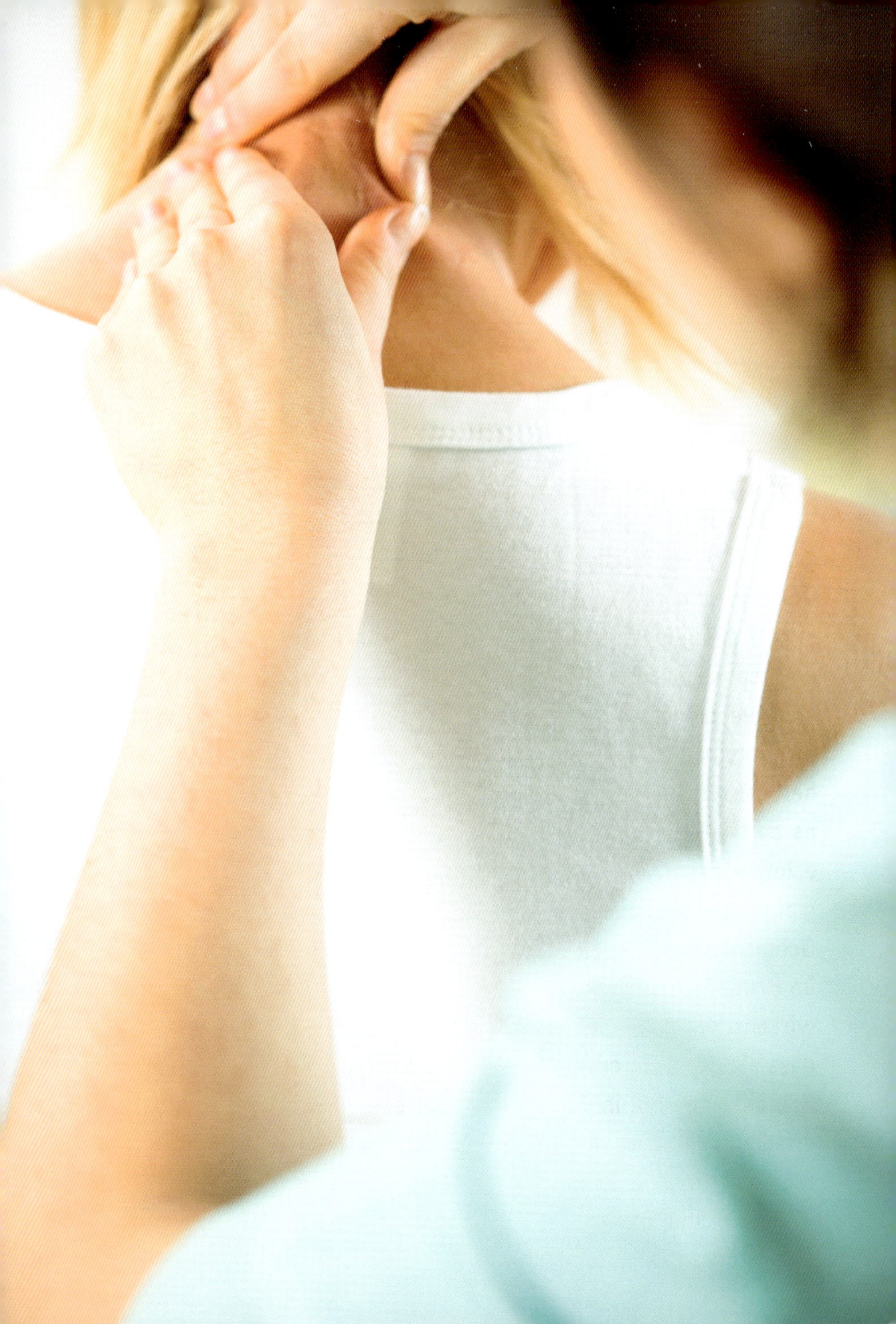

Vorwort

Die enorme Verbreitung von Rückenproblemen geht hauptsächlich auf das Konto unserer (schlechten) Lebensgewohnheiten: zu viel Sitzen, Bewegungsmangel und durch übermäßiges und falsches Essen bedingtes Übergewicht. Die Konsequenz: Die Rückenmuskulatur verspannt, verhärtet und verkürzt sich; die Muskeln und Bänder, vor allem entlang der Wirbelsäule, werden immer schwächer und können ihre wichtige Schutz- und Stützfunktion nicht mehr aufrechterhalten. Die Wirbelgelenke sind ständig belastet, die Bandscheiben dazwischen einem wachsendem Druck ausgesetzt. Der Worst Case: Irgendwann sind die empfindlichen Bandscheiben so eingequetscht, dass sie einreißen oder aus dem Raum zwischen den Wirbelkörpern herausgepresst werden – Diagnose: Bandscheibenvorfall. Muss es so weit kommen? Und was tun, wenn es passiert ist? Wie erfolgreich sind neue Operationstechniken? Welche Alternativen gibt es zu chirurgischen Methoden? Wie lässt sich chronischen Schmerzerkrankungen entlang der Wirbelsäule – am Nacken, im Brust-, Lenden- oder Steißbeinbereich – effektiv entgegenwirken? Wie kann man Rückenleiden am besten so vorbeugen, dass sie gar nicht erst auftreten? Zu diesen und vielen anderen Fragen finden Sie in diesem Ratgeber eine Antwort. Außerdem erhalten Sie in einem praktischen Teil die umfassende Anleitung einer modernen Rückenschule mit Übungen, die Sie leicht in Ihren Alltag integrieren können und die Ihnen dabei helfen, Ihren Rücken aktiv zu stärken.

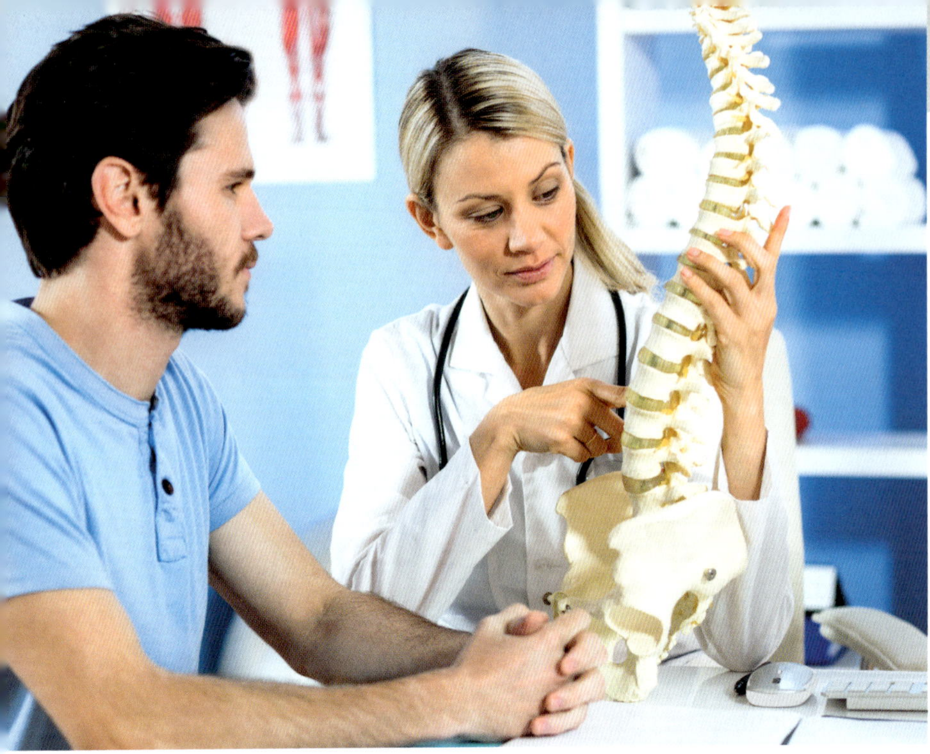

Der Rücken und seine Beschwerden

Das Kreuz mit dem Kreuz! Häufig kommt es schleichend, breitet sich langsam im Körper aus und ergreift jeden Tag ein bisschen mehr von ihm Besitz. Oft schlägt es aber auch wie aus heiterem Himmel zu wie der Blitz. Rückenschmerzen sind facettenreich und vor allem unberechenbar. Das einzig wirklich Verlässliche an einem Rückenleiden ist, dass es so ziemlich jeden heimsucht und auch junge Menschen und sogar Kinder immer seltener verschont bleiben. Welche Mechanismen dem zugrunde liegen, was die Ursachen für Rückenbeschwerden sind und wie sie diagnostiziert werden, erfahren Sie im Folgenden.

Die Achse unseres Körpers

Die Wirbelsäule – im Volksmund auch Rückgrat genannt – ist das zentrale Stützorgan unseres Körpers. Sie gibt ihm Halt, sorgt aber auf der anderen Seite auch für seine Beweglichkeit. Diese besondere Funktionsfähigkeit verdankt sie einem speziellen Aufbau. Denn die Wirbelsäule ist keine starre Knochensäule, sondern eine Gliederkette, bei der feste Knochenstrukturen mit elastischem Knorpelgewebe – den Bandscheiben – verbunden sind. Zudem wird die Wirbelsäule von Bändern und Sehnen sowie Muskeln „umrahmt", die ihr einerseits Stabilität verleihen, andererseits jedoch auch ihre Beweglichkeit erhalten. Die Wirbelsäule des Menschen ist nicht gerade, sondern weist eine charakteristische „Doppel-S-Krümmung" auf. Im Hals- und Nackenbereich zeigt sie eine Krümmung nach innen (also zum Körper hin), die als Lordose bezeichnet wird. An der Brustwirbelsäule weist die Krümmung nach außen (also vom Körper weg). Diese Krümmung wird Kyphose genannt. In der Lendenregion besteht wiederum eine Lordose, im Steißbeinbereich eine Kyphose.

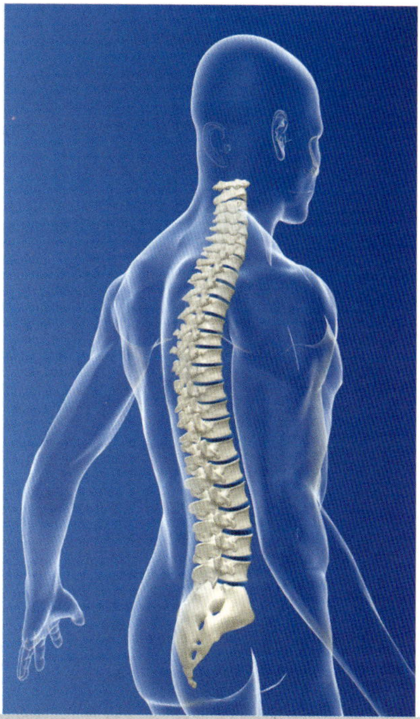

Komplexer anatomischer Aufbau

Die Wirbelsäule wird von oben nach unten in fünf Abschnitte eingeteilt: die Halswirbelsäule (HWS), die Brustwirbelsäule (BWS), die Lendenwirbelsäule (LWS), das Kreuzbein und das Steißbein. Die Halswirbelsäule umfasst dabei sieben Wirbel, die Brustwirbelsäule zwölf, Lendenwirbelsäule und Kreuzbein fünf und das Steißbein drei bis fünf Wirbel.

Die Halswirbelsäule

Die sieben Wirbel der Halswirbelsäule werden als zervicale Wirbel bezeichnet (Cervix = lat. Hals). Sie sind im Vergleich zu den Wirbeln anderer Abschnitte relativ klein und zart. Die beiden ersten Wirbel der Halswirbelsäule unterscheiden sich anatomisch von den anderen Wirbeln. Der erste Halswirbel wird „Atlas" genannt. Er hat die Form eines kompakten knöchernen Rings und verbindet über die oberen Gelenkflächen die Wirbelsäule mit dem Schädel. Der zweite Halswirbel heißt in der medizinischen Fachsprache „Axis". Er ist ähnlich aufgebaut wie die anderen Wirbel (siehe Infokasten Seite 16), zeigt jedoch eine Besonderheit: An seiner vorderen Kante besitzt er einen Knochenvorsprung, der wie ein Zahn nach oben ragt. Deshalb wird er auch als „Dens" bezeichnet (dens = lat. Zahn). Der Knochenvorsprung passt perfekt in die Öffnung des Atlasrings und wird durch kräftige Bänder in seiner Position gehalten. Im Zusammenspiel von Atlas und Axis werden Drehbewegungen des Kopfes möglich.

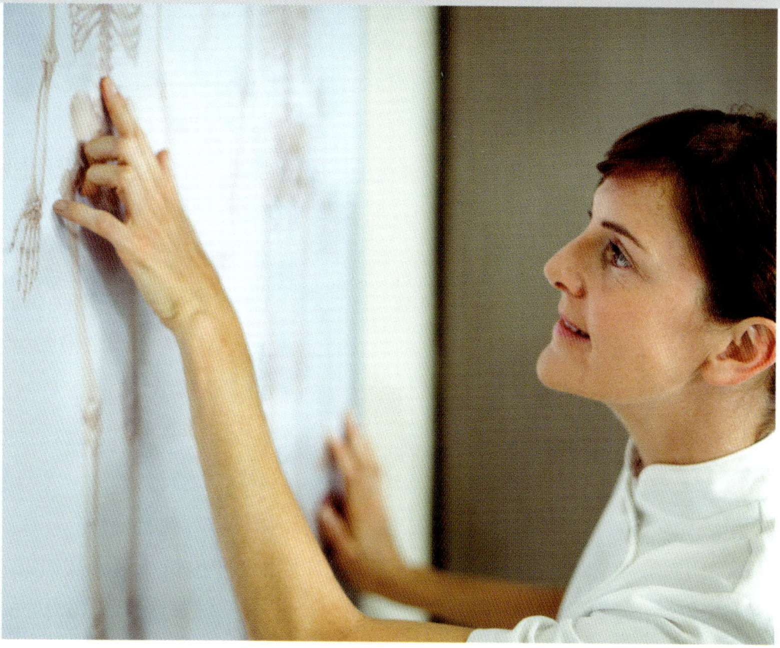

Die Brustwirbelsäule

Die Brustwirbelsäule stellt den Abschnitt zwischen Hals- und Lendenwirbelsäule dar. Aufgrund des lateinischen Namens „Thorax“ für Brustkorb heißt sie auch thorakale Wirbelsäule. Die zwölf Wirbel mit ihrem typischen anatomischen Aufbau – Wirbelkörper, Querfortsätzen und Dornfortsätzen – sind am Übergang der Halswirbelsäule noch recht klein, nehmen im Verlauf in Richtung Lendenwirbelsäule aber deutlich an Größe und Dicke zu. Im Bereich der Brustwirbelsäule dienen Wirbelkörper und Querfortsätze als Gelenkflächen für die Rippen. Der hintere Rippenansatz ist also als „Rippen-Wirbelsäulen-Gelenk“ mit der Brustwirbelsäule verbunden. Vorne am Brustkorb haben die einzelnen Rippen eine Verbindung zum Brustbein.

Die Lendenwirbelsäule

Diese Wirbelsäulenregion mit ihren fünf Wirbeln nennen die Fachleute den lumbalen Abschnitt des Rückgrats. Sie stellt die Basis des Rumpfes dar. Die Wirbel dieser Region sind am größten und dicksten und haben auch große Anforderungen zu meistern. Denn da sie das durch den aufrechten Gang erzeugte Körpergewicht zu tragen haben, sind sie stark belastet.
So ist es nicht verwunderlich, dass es in dieser Region besonders häufig zu Rückenbeschwerden wie beispielsweise eingeklemmten Bandscheiben, gereizten Nerven und damit verbundenen akuten Schmerzen (oft als „Hexenschuss“ bezeichnet) oder gar zu einem vollständigen Bandscheibenvorfall kommt.

Kreuz- und Steißbeinwirbelsäule

Die Wirbel des Kreuzbeins und die Wirbel des Steißbeins bilden den letzten Abschnitt des Rückgrats. Diese Region wird als sakrale Wirbelsäule bezeichnet. Während der Entwicklungsgeschichte des Menschen sind die Wirbel miteinander verschmolzen und stellen auf diese Weise eine knöcherne Einheit dar. Das Kreuzbein ist außerdem mit dem Becken verbunden. Das Steißbein entspricht dem Schwanzskelett der Wirbeltiere. Da sich der Schwanz im Laufe der Evolution beim Menschen zurückgebildet hat, besteht es nur noch aus drei bis fünf kleinen miteinander verschmolzenen Wirbeln.

Bänder, Muskeln und Bandscheiben

Die Wirbelsäule stützt unseren Körper ähnlich den Pfeilern, die die Deckengewölbe großer Bauten stützen. Doch anders als bei einem Balkenwerk ist unsere Wirbelsäule durch ihre spezielle Konstruktion Stützelement und Bewegungsfaktor in einem. Die Vereinigung von Beweglichkeit und Stabilität verdankt sie dabei nicht nur den Wirbelkörpern, sondern auch einem ausgeklügelten Halteapparat, bestehend aus Bändern, Muskeln und Bandscheiben.

Die Bandscheiben

Jeweils zwischen zwei Wirbelkörpern, ab dem Übergang vom zweiten zum dritten Halswirbel und vor den miteinander verwachsenen Kreuz- und Steißbeinwirbeln im un-

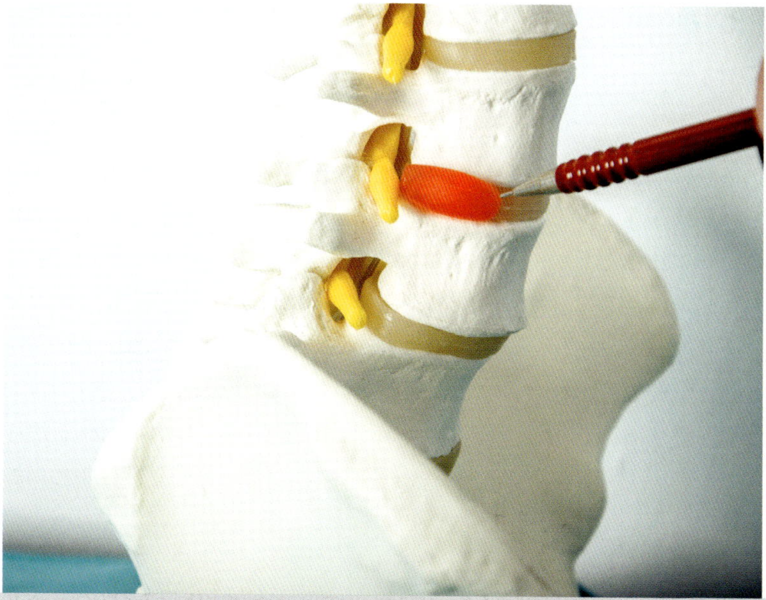

teren Bereich der Wirbelsäule, liegen die Bandscheiben. Die Bandscheiben bestehen aus Bindegewebe mit einem äußeren festen kollagenen Faserknorpelring, der einen gallertartigen inneren Kern umschließt. Sie sind die bewegliche Verbindung der einzelnen Wirbel untereinander und haben die Aufgabe, Erschütterungen und Stoßeinwirkungen auf die Wirbelsäule abzumildern. Doch die „Stoßdämpfer" unserer Wirbelsäule können noch mehr, denn sie verteilen die Druckeinwirkung gleichmäßig auf die Wirbelsäule. Ähnlich einem gefüllten Wasserkissen dämpfen sie die Druckbelastung und können so auch sehr starken Zug- und Druckkräften standhalten. Allerdings verliert der innere Kern der Bandscheibe bei Druckeinwirkung an Flüssigkeit. Lässt der Druck wieder nach und werden die Bandscheiben z. B. beim Liegen entlastet, so saugen sie die Flüssigkeit wie Schwämme wieder auf. Dieser Druckwechsel dient der Ernährung der Bandscheibe, denn die Versorgung der Knorpel geschieht nicht wie bei jedem anderen Körpergewebe durch die Blutgefäße.

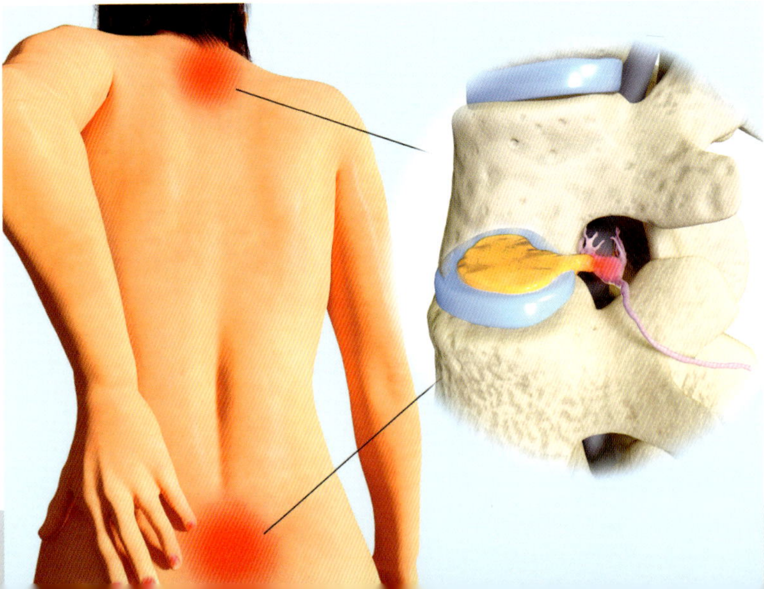

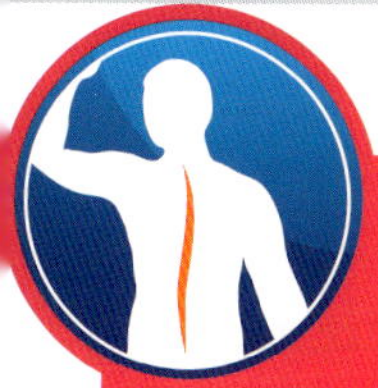

Schmerzursache: Bandscheibenvorfall

Bandscheibenvorfälle sind häufige Ursachen für akute und chronische Schmerzen sowie andere Beeinträchtigungen wie etwa Lähmung oder Taubheitsgefühle. In der überwiegenden Zahl der Fälle treten Bandscheibenvorfälle an der Lendenwirbelsäule auf, doch auch an der Halswirbelsäule sind sie – vor allem im unteren Bereich – durchaus keine Seltenheit.

Sowohl bei Bewegungsmangel als auch bei Überbelastung findet dieser Druckwechsel jedoch nicht mehr statt. Damit ist auch die Ernährung des Knorpels nicht mehr gewährleistet. Ergebnis dieser Unterernährung: Der Faserring wird spröde und rissig und die gallertartige Masse im Inneren der Bandscheibe kann austreten. Zudem bewirkt permanenter Druck eine stete Flüssigkeitsabgabe, sodass der gallertartige Kern dünner wird und die Bandscheibe ihre Funktion als Stoßdämpfer nicht mehr ausreichend wahrnehmen kann. In beiden Fällen kann es dazu kommen, dass die Wirbel schmerzhaft aneinanderreiben und ein Bandscheibenvorfall entsteht. Mediziner sprechen hier von einem Prolaps.

Bänder und Muskeln

Ein komplexes Muskelgeflecht aus kräftigen Bändern, die sogenannten Ligamente, erstreckt sich über die gesamte Wirbelsäule, stabilisiert sie und gibt ihr Halt. Unterstützt von der umliegenden Muskulatur, unterteilen sie die Bänder in sieben Hauptstränge.

- Das vordere Längsband stabilisiert die Wirbelsäule in Richtung Bauch- und Brustkorb und zieht vom Kreuzbein bis zum Kopf über die Vorderseiten der Wirbelkörper.
- Das hintere Längsband stützt die Rückseite der Wirbelkörper und kleidet somit den vorderen Bereich des Rückenmarkkanals aus.
- Zwischen den einzelnen Wirbelkörpern aufgespannt liegt das gelbe Band.
- Das Überdornfortsatzband (Dornspitzenband) zieht vom Steißbein bis zum Dornfortsatz des siebten Halswirbels. In seinem Verlauf bedeckt es alle Dornfortsätze und ist das am weitesten hinten gelegene Band der Wirbelsäule.
- Die Zwischendornfortsatzbänder verbinden die Rückseiten der Wirbel miteinander, während mit den Zwischen-

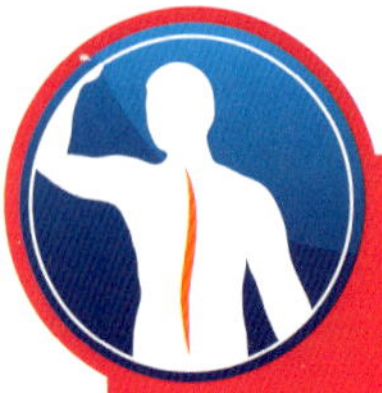

Aufbau der Wirbelknochen

Die Wirbel bestehen aus einem kompakten Wirbelkörper und einem Wirbelbogen. Dadurch entsteht in der Mitte ein Hohlraum, der über die gesamte Wirbelsäule entlang den Kanal für das Rückenmark bildet. Zwischen zwei Wirbelbögen sind seitlich kleine Öffnungen, aus denen die Rückenmarksnerven – in der Fachsprache Spinalnerven genannt – austreten. Die Wirbelbögen haben außerdem auf beiden Seiten einen Querfortsatz und auf der Rückseite den sogenannten Dornfortsatz. Diese Knochenvorsprünge dienen als Ansatzstelle für Bänder und Muskeln.

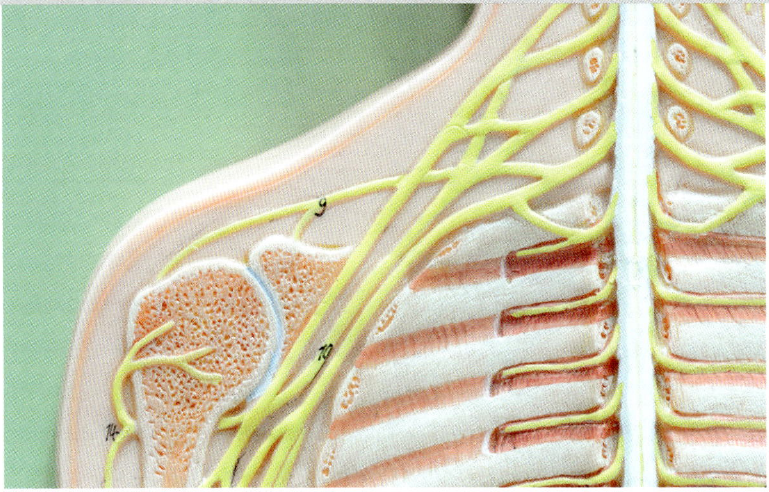

querfortsatzbänder die Querfortsätze der Wirbel miteinander verbunden werden.

- Nicht direkt zur Wirbelsäule gehörend, soll dennoch auch das siebte Bandsystem erwähnt werden: die Zwischenrippenbänder, die die Rippen untereinander verbinden.

Das Rückenmark – Schaltzentrale des Körpers

Gehirn und Rückenmark bilden zusammen das zentrale Nervensystem des Körpers. Damit Signale vom Gehirn aus in die verschiedenen Organe, Muskeln, Gliedmaßen oder die Haut gelangen und umgekehrt, benötigen wir das Rückenmark. Alle vom Gehirn absteigenden und zum Gehirn aufsteigenden Nervenbahnen verlaufen hier. Der beim Erwachsenen etwa fingerdicke Strang enthält mehrere Millionen Nervenfasern und Zellen. Er verläuft im Wirbelkanal vom Hals bis zum Steißbein zwischen den Wirbeln der Wirbelsäule und lässt sich gemäß seiner Lage grob in fünf Abschnitte gliedern: Das Halsmark ist verantwortlich für die Versorgung des Halses, der Arme und der Atmungsorgane. Das Brustmark kontrolliert die Haltung und die inneren Organe, während dem Lendenmark Beine und Füße unterliegen. Schließlich reguliert das Sakralmark Blase, Darm und Sexualorgane. Der letzte Abschnitt, das Kokzygealmark, ist beim Menschen nur noch als rudimentäres Überbleibsel der Evolution ohne Funktion vorhanden.

So entstehen Rückenbeschwerden

„Ich hab Rücken!" – dieser legendäre Ausspruch des Komikers Hape Kerkeling in der Rolle des Horst Schlemmer bringt es auf den Punkt: Probleme mit der Körperrückseite zwingen den Betroffenen dazu, sich mit dieser Region seines Körpers zu identifizieren. Denn nichts kann das Leben so zur Qual werden lassen wie akute oder chronische Rückenbeschwerden. Zwar ist die Wirbelsäule als zentraler Bestandteil des Skeletts ein wahres Meisterwerk der Natur, doch so bewundernswert ihre Konstruktion auch ist – das empfindliche Zusammenspiel von Wirbeln, Muskeln und Bändern ist auch anfällig für Überlastungen und Fehlstellungen. Schon eine falsche ruckartige Bewegung, ein kleiner Unfall oder Fehlstellungen in anderen Körperregionen, wie z. B. an Hüft- oder Kniegelenken, aber auch degenerative Erkrankungen, Stress und seelische Konflikte können

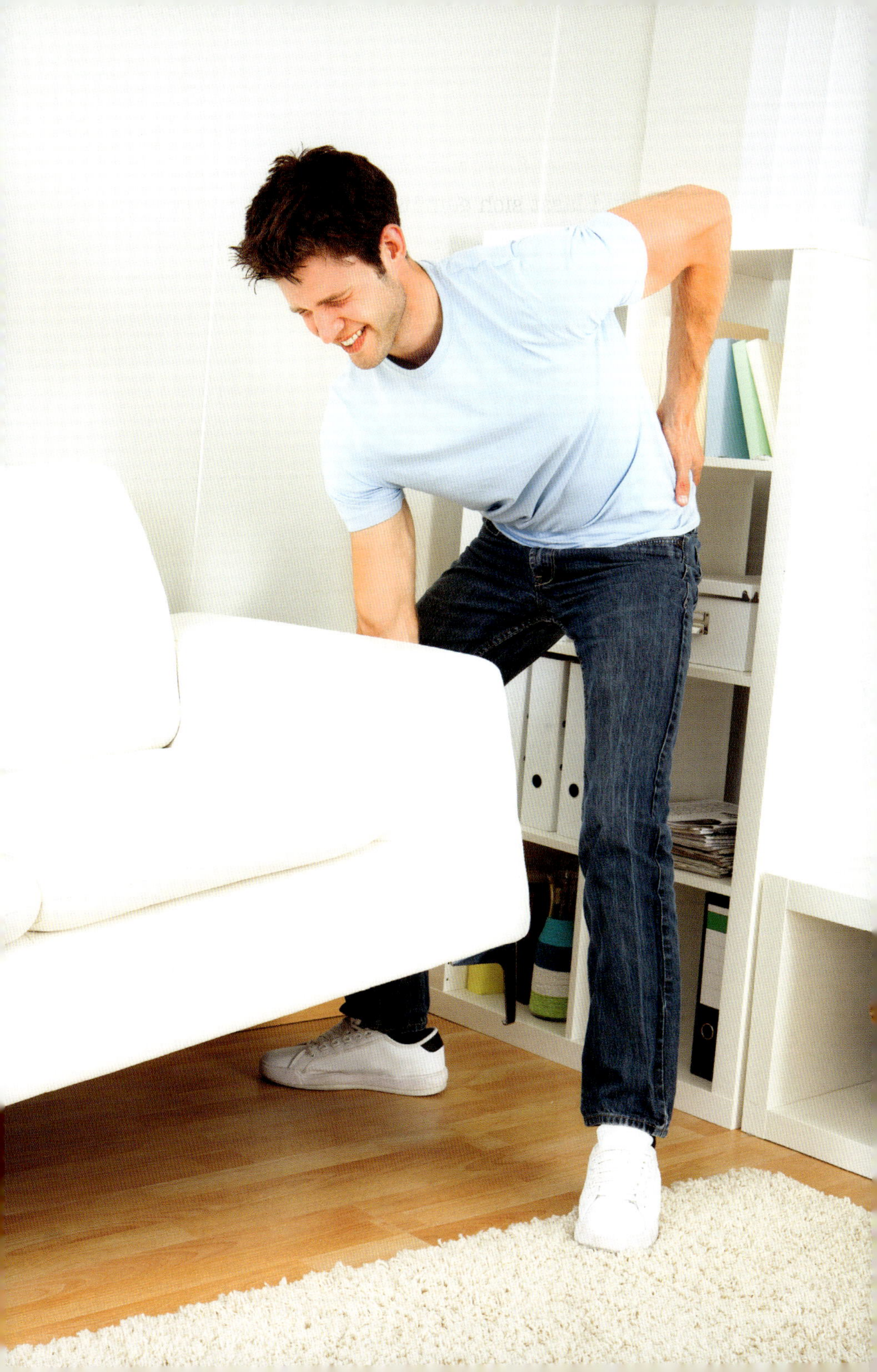

Rückenbeschwerden auslösen. Überlastung durch extremen Sport oder körperlich anstrengende Berufe können ebenfalls zu Beschwerden mit dem Rücken führen. Häufigste Ursache aber ist und bleibt unsere moderne Lebensweise mit einseitiger Belastung der Rückenmuskulatur, mangelhafter Bewegung und Übergewicht.

Häufigste Ursache: Bewegungsmangel

Nie wurde so viel gesessen wie heute! Während diese Art der Körperhaltung in früheren Zeiten eher die Ausnahme war, erledigen die meisten Menschen der Gegenwart vieles im Sitzen. Im Büro vor dem Schreibtisch oder bei Meetings, im Auto und sogar in der Freizeit vor dem Fernseher: Überall wird gesessen – und das zu viel! Diese Bewegungslosigkeit hat Folgen: Durch stundenlanges Sitzen in ein und derselben Position wird die Muskulatur einseitig belastet und geschwächt. Auch Sehnen können sich dabei verkürzen. Und ein schwacher, einseitig belasteter Muskelapparat mit verkürzten Sehnen verspannt schneller. Das Blut kann nicht mehr richtig zirkulieren und die Muskeln werden nicht mehr ausreichend mit Sauerstoff versorgt.
Zudem staucht der einseitige Druck auf die Bandscheiben die körpereigenen Puffer zusammen, und das Bandscheibengewebe kann dabei langfristig Schaden nehmen. Der gallertartige Kern in der Mitte der Bandscheiben, aber auch der schützende Faserring wird spröde. Die Bandscheibe verschleißt. Eine Vorwölbung der Bandscheiben oder gar ein Bandscheibenvorfall können sich einstellen, bei dem der

Gallertkern ausläuft und mit den umliegenden Spinalnerven der Bandscheibe in Berührung kommt. Die ausgetretene Gallertsubstanz ruft dann entzündliche Reizungen an den empfindlichen Nerven hervor. Diese Reizungen äußern sich in Schmerzen unterschiedlicher Art und Intensität – von dumpfen, bohrenden bis hin zu stechenden, reißenden oder gar schneidenden Schmerzen.

Doch Bewegungsmangel wird häufig nicht nur der Rückenmuskulatur und den Bandscheiben zum Verhängnis, sondern auch den Knochen, insbesondere der Knochenstruktur der Wirbelsäule. Wie zuvor beschrieben, regenerieren und ernähren sich die Bandscheiben durch einen ständigen Flüssigkeitsaustausch, bei dem Nährstoffe aufgenommen werden. Ebenso finden in den knöchernen Wirbeln der Wirbelsäule laufend Stoffwechselprozesse statt. Unter dem Belastungsdruck der Bewegungslosigkeit bei langem Sitzen

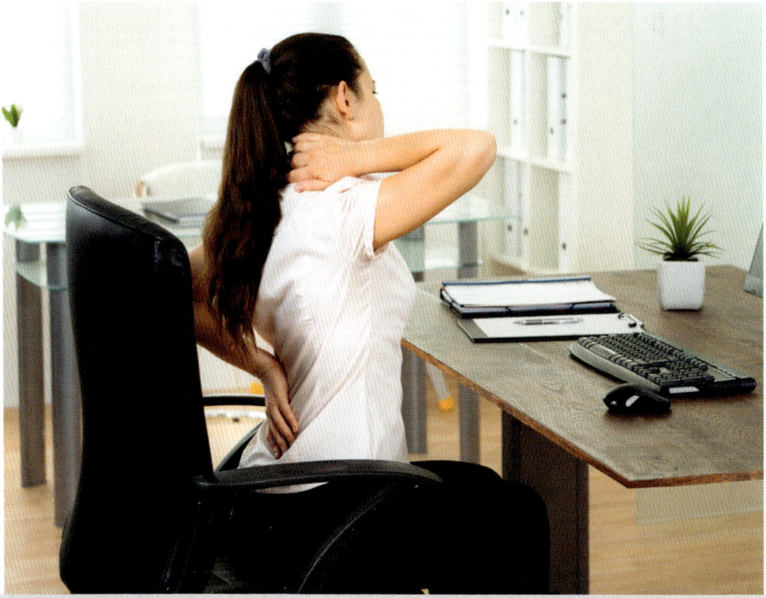

oder Stehen wird nicht nur die Blutzirkulation in den Muskeln eingeschränkt, auch die Durchblutung in den Wirbelarterien gerät durcheinander. Und so können Stoffwechselabfallprodukte nicht mehr richtig ausgeschwemmt werden. Die so mit Sauerstoff und Nährstoffen - insbesondere mit Mineralien - unterversorgten Wirbelknochen bilden viel langsamer als normal neue Knochensubstanz aus, und die Knochendichte nimmt durch den Mangel an Mineralien immer weiter ab. Auf diese Weise werden die Knochen im Laufe der Zeit immer brüchiger (Osteoporose).

Übergewicht – Gift für den Rücken

Ernst zu nehmende wissenschaftliche Studien lassen keinen Zweifel zu: Übergewicht belastet den gesamten Körper - ganz besonders den Muskel- und Knochenapparat sowie die Gelenke - und schädigt die Wirbelsäule. So verschleißen

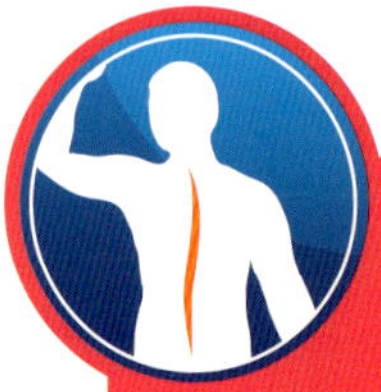

Osteoporose vorbeugen

Eine einmal aufgetretene Osteoporose lässt sich nicht mehr rückgängig machen, denn verlorene Knochensubstanz kann nicht mehr aufgebaut werden. Medikamente in Verbindung mit mehr Bewegung und einer vernünftigen Ernährung können den Prozess jedoch immerhin verlangsamen oder stoppen. Schützen Sie sich davor mit ausreichend Bewegung und einer ausgewogenen Ernährung! Dies beugt nicht nur Osteoporose vor, sondern auch Übergewicht – einem weiteren Risikofaktor für Rückenbeschwerden.

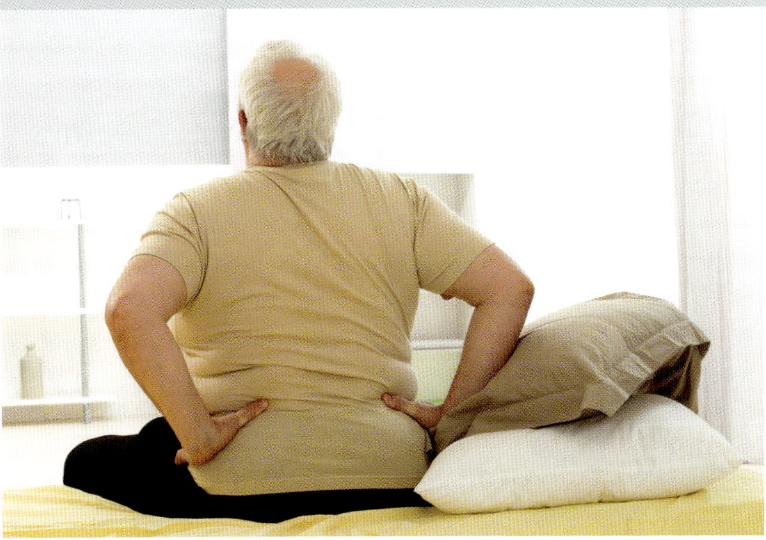

Sehnen und Gelenke durch die Dauerbelastung des Übergewichts. Drückt beispielsweise permanent zu viel Gewicht auf die Gelenkknorpel, so können sich diese nicht mehr regenerieren. Wird nicht mit den entsprechenden Maßnahmen gegengesteuert, steigt durch starke Gelenkabnutzung außerdem das Risiko für chronische Erkrankungen, wie z. B. Arthrose. Wie die Osteoporose, so ist auch die Arthrose irreparabel und kann allenfalls in ihrem Fortschreiten verlangsamt werden. Oft liegen der Chronifizierung der Beschwerden auch sogenannte Myogelosen zugrunde. Diese wulstförmigen Verdickungen der Muskelstränge bilden sich aufgrund von Funktionsstörungen im Muskelstoffwechsel. Durch eine immerwährende Anspannung, etwa im Trapezmuskel, werden die feinen Muskelfasern schlechter durchblutet. Sauerstoff kann nicht mehr aufgenommen und Abfallstoffe können nicht mehr ausreichend ausgeschleust werden. Sie verbleiben im Muskelgewebe – Verspannungen und Schmerzen sind dann unausweichlich. Wer aber Schmerzen hat und sich nicht wohlfühlt, der bewegt sich nicht gerne, und die arbeitslose Muskulatur reduziert sich nach und nach. Der Fettanteil des Körpers steigt und die Belastung des Bewegungsapparats nimmt weiter zu. Häufig fühlt sich der Betroffene durch die Unterversorgung der Muskulatur mit Sauerstoff zusätzlich schlapp und müde, was dazu führt, dass die Bewegungsfreude weiter sinkt. Ein Teufelskreis, aus dem nur Gewichtsreduzierung und mehr Bewegung herausführt. Dabei muss niemand zum Athleten oder gar zum Asketen werden. Schon ganz normale Bewegung im Alltag, wie z. B. Treppen steigen statt den Lift zu nehmen, Rad statt Auto fahren und eine leichte, gesunde Mischkost, können helfen, Übergewicht zu mindern oder gar nicht erst entstehen zu lassen.

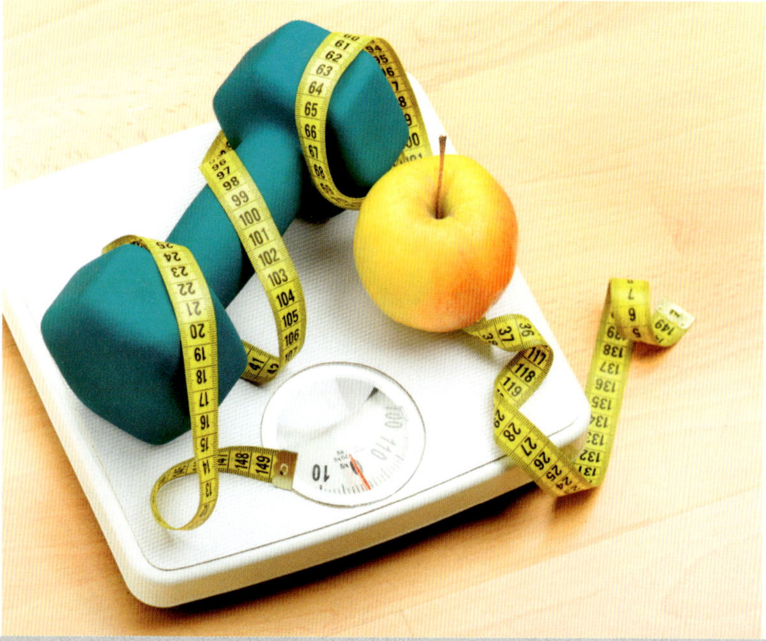

Verletzungen und Unfälle

Einmal kurz nicht aufgepasst – und schon hat es geknallt. Ob während der Arbeit oder in der Freizeit bei Sport und Spiel: Unfälle sind häufig verantwortlich für akute Rückenbeschwerden. Gerade bei plötzlich einsetzenden, gut lokalisierbaren Schmerzen nach einem Unfall können Verletzungen im Rücken- und Nackenbereich eine Rolle spielen. Die häufigsten sind dabei Wirbelbrüche bei Stürzen und Schleudertrauma durch eine kurzzeitige starke Überstreckung der Halswirbelsäule. Neben unmittelbaren Schmerzen können bei solchen Verletzungen noch weitere Symptome auftauchen, die es zu beachten gilt. Bei Nackenschmerzen, die bis in den Kopf ausstrahlen, Übelkeit, Schwindel, Summen in den Ohren oder tauben Fingerspitzen sollte man unbedingt einen Arzt aufsuchen.

Psychische Belastungen

Nicht nur handfeste körperliche Faktoren können Rückenleiden verursachen, auch die Psyche hat ihren Anteil an

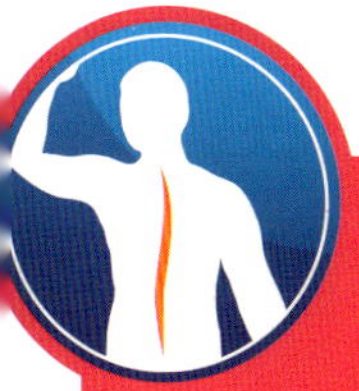

Bei Unfallfolgen stets zum Arzt!

Vorsicht: Nicht immer treten die Probleme unmittelbar nach dem Unfall auf. Manchmal zeigen sich die Beschwerden auch erst längere Zeit danach. Gleichgültig, wann der Unfall passiert ist: Treten Beschwerden auf, sollten diese medizinisch abgeklärt werden.

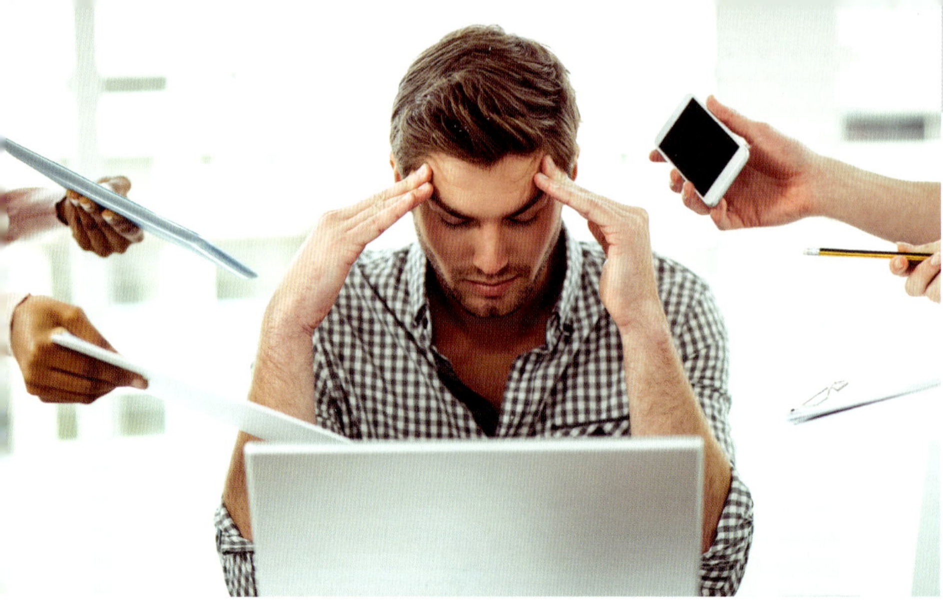

Rückenbeschwerden. Denn geraten wir aus der Balance, ist unser körperliches, geistiges und seelisches Wohl gleichermaßen gefährdet. Die häufigste Ursache für psychisch bedingte körperliche Beschwerden ist Stress. Dieser negative Stress wird als Disstress bezeichnet und steht im Gegensatz zu dem notwendigen und leistungsfördernden Eustress. Während ein kurzzeitiger und vorübergehender Disstress von Körper und Seele folgenlos verarbeitet wird, schädigen langfristig wirkende Stressoren den Organismus. Es kommt zu Störungen und Krankheiten, die durch verschiedene Stressmechanismen hervorgerufen werden. Dabei schüttet der Körper Botenstoffe wie Adrenalin und Cortison aus. Diese wirken auf den Sympathikus, den Teil des vegetativen Nervensystems, der unsere Aktions- und Reaktionsfähigkeit erhöht. Dieser Stressmechanismus bedeutet zunächst einmal nichts Schlechtes, ist er doch eine sehr alte evolutionsbedingte Reaktion auf bedrohliche Situationen. Um diese Reaktionen zu verstehen, müssen wir uns daher kurz in unsere evolutionäre

Vergangenheit zurückversetzen: Nehmen wir an, als urzeitlicher Mensch begegnet uns eine Gefahr – beispielsweise lauert ein wildes Tier in der Ferne. Es will uns töten – wir bekommen Angst. Diese Angst setzt eine Reihe von Prozessen in Gang, die unsere Überlebenschance erhöhen: Cortison wird ausgeschüttet und dämpft unsere Schmerzwahrnehmung. Das gleichzeitig ausgeschüttete Adrenalin aktiviert unsere Muskeln. So sind wir nun für einen etwaigen Kampf, aber auch für die Flucht gerüstet. Ob Kampf oder Flucht – durch die nun folgende Muskelarbeit baut sich das Adrenalin in unserem Körper wieder ab. Wenn wir beispielsweise in einem Versteck zur Ruhe kommen oder im Kampf gesiegt haben, wird das System wieder in den Normalzustand versetzt. Vergleichen wir die Situationen unserer evolutionären Vergangenheit mit der unserer heutigen Zeit, so ergibt sich ein ganz anderes Bild. In der Ferne lauert nun kein wildes Tier auf uns, sondern der Chef mit einem Stapel Arbeit, die erledigt werden will. Auf unserem Schreibtisch liegt aber noch jede Menge Unerledigtes. Wir bekommen Angst. Cortison und Adrenalin werden ausgeschüttet. Nun werden wir ganz sicher nicht damit anfangen, mit unserem Chef zu kämpfen, noch werden wir aus der Stadt fliehen. Stattdessen beißen wir die Zähne zusammen, um uns an unseren Schreibtisch zu setzen. Die aktivitätssteigernden Botenstoffe werden in diesem Fall durch das gesellschaftsverträgliche Verhalten nicht abgebaut, sondern verbleiben im Organismus. Sind sie nun anhaltend erhöht, zieht dies früher oder später Störungen wie z. B. Bluthochdruck, Arteriosklerose oder massive Muskelverspannungen nach sich. Die durch die nicht abgebauten Stresshormone

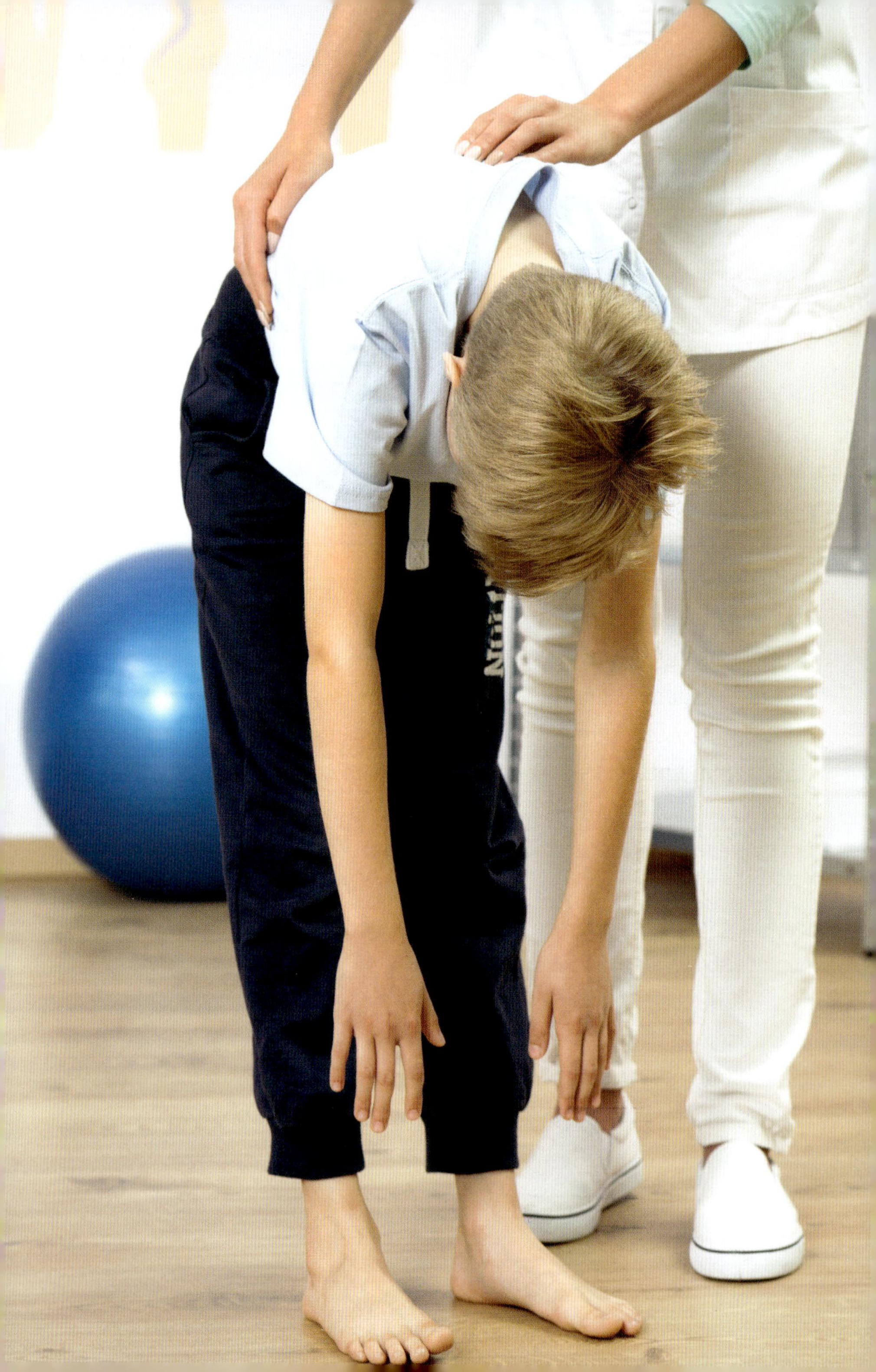

gebildeten Proteine können außerdem entzündliche und degenerative Veränderungen hervorrufen. Wie dieses Beispiel zeigt, ist unser Körpersystem nicht an die heutigen Lebens- und Arbeitsbedingungen mit ihrer Reizüberflutung, Hektik, starker Arbeitsbelastung, Termindruck und Zeitmangel angepasst. Auch familiäre Konflikte wie Trennungen und Verluste oder finanzielle Probleme und Mobbing sind hohe seelische Belastungen, die negativen Stress auslösen. Viele Betroffene neigen dabei dazu, Entspannung im Konsum von Alkohol und Zigaretten oder in übermäßiger und ungesunder Nahrung zu suchen. Eine unausgewogene Ernährung und ein hoher Alkoholkonsum führen wiederum zu Übergewicht und chronischen Störungen und stellen einen Risikofaktor für Herz-Kreislauf- und Stoffwechselkrankheiten dar. Durch den aus den Fugen geratenen Stoffwechsel verschlechtert sich die Durchblutung der Muskulatur. Hierbei entsteht ein saures Millieu. Entzündliche Reizungen, Muskelverspannungen und -verhärtungen und damit Rückenbeschwerden sind die Folgen.

Wer ist besonders gefährdet?

Wie bereits beschrieben, bilden die Übergewichtigen eine Risikogruppe für Rückenbeschwerden. Abgesehen davon sind auch Frauen häufiger von Rückenleiden betroffen als Männer. Sowohl die hormonell bedingten Veränderungen des Körpers durch Menstruation, Schwangerschaft und Menopause als auch der von der männlichen Muskulatur verschiedene Aufbau der Muskeln machen den weiblichen Bewegungsapparat anfälliger für Rückenprobleme. Eine gut trainierte Bauch- und Rückenmuskulatur ist daher die beste Vorbeugung gegen Rückenleiden. Allerdings sollte man beachten, dass auch gynäkologische Erkrankungen Rückenbeschwerden nach sich ziehen können.

Früher nahezu unbekannt bei dieser Personengruppe, klagen seit einigen Jahren auch Kinder und Jugendliche immer häufiger über Rückenschmerzen. Die Ursache ist hier vor allem zu wenig Sport in Schule und Freizeit. Während früher noch häufig ausgiebig im Freien getobt und gespielt wurde, verbringen heute viele Kinder und Jugendliche zu viel Zeit in geschlossenen Räumen – etwa vor dem PC, dem Tablet oder dem Smartphone. Bewegung ist also auch hier die beste Medizin! Aber auch Fehlbelastungen durch zu schwere Schultaschen und Verspannungen durch Überforderungen in der Schule können zu Beschwerden führen. Vor allem akute Verletzungen, Entzündungen und wachstumsbedingte Beschwerden müssen unbedingt vom Arzt abgeklärt werden.

Bei älteren Menschen hingegen sind altersbedingte Verschleiß- und Ermüdungserscheinungen des Bewegungsapparats die häufigsten Auslöser für Rückenbeschwerden. Denn durch die natürliche Abnutzung büßen die Bandscheiben allmählich an Elastizität ein. Ruckartige Bewegungen können die Wirbel verschieben und Nerven einklemmen. Die Knochen besitzen zudem nicht mehr so viel Dichte und Substanz wie in der Jugend. Sie sind dünner geworden und können daher leichter brechen. Schmerzhafte Bewegungs-

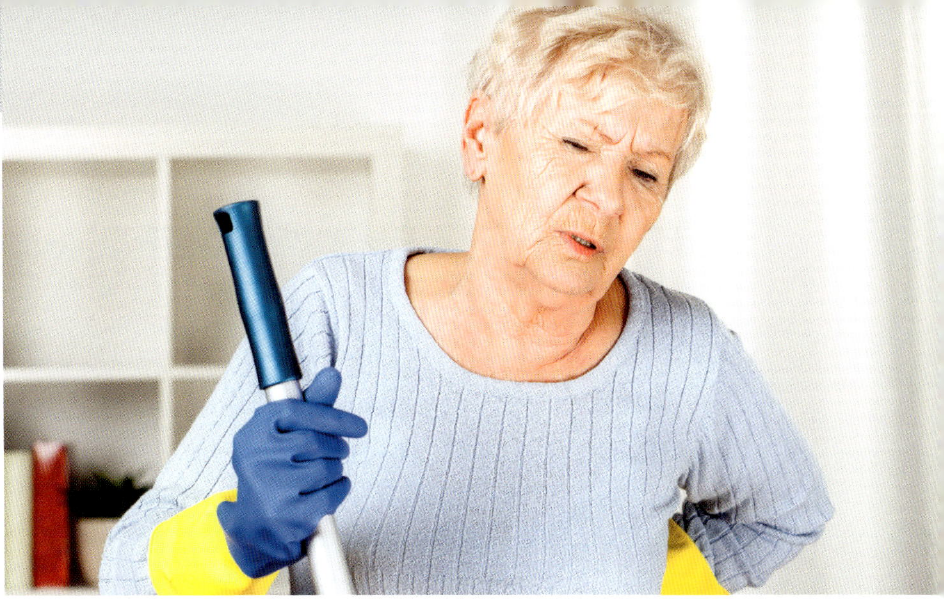

einschränkungen oder Lähmungen können die Folge sein. Entlastende Haltungen im Sitzen und rückenschonende Hebetechniken sowie mäßige, an das jeweilige Alter angepasste Bewegung und eine gesunde Ernährung können Beschwerden lindern und für lang anhaltende Knochengesundheit bis ins hohe Alter sorgen.
In der Arbeitswelt sind neben den Dauersitzern wie Büroangestellten und Transportfahrern auch die Gruppen der körperlich stark Geforderten sowie die „Vielsteher" gefährdet. Sowohl Erstere als auch Letztere können einer Überbelastung mit gezieltem Training vorbeugen. Neben Bewegungsmangel kann aber auch übertriebene oder falsch ausgeführte Bewegung die Ursache für Beschwerden sein. So können auch Leistungssportler durch falsches oder überzogenes Training ihre Muskeln, Bänder und Gelenke schädigen und den Verschleiß fördern. Physiotherapeutische Behandlung, angepasstes Training und Massagen bieten hier Unterstützung im Kampf gegen die Beschwerden.

Body-Tests: Kraft, Ausdauer und Beweglichkeit

Wie fit Sie körperlich sind, hängt ganz wesentlich von drei Faktoren ab: Ihrer Kraft, Ihrer Ausdauer und Ihrer Beweglichkeit. Je kräftiger die Muskulatur, desto kraftvoller können wir Bewegungen wie z. B. Springen, Hüpfen und Ziehen durchführen. Sportmediziner sind sich einig: 20 bis 40 Prozent eines Fitnesstrainings sollten aus Kraftübungen bestehen. Unsere Kondition hingegen zeigt sich bei sportlichen Aktivitäten, die länger andauern, wie z. B. Fahrradtouren, Marathonläufe oder Langstreckenschwimmen. Der Körper benötigt hierfür viel Energie, die er sich vor allem aus dem Atemsauerstoff holt. Je untrainierter ein Mensch ist, desto geringer sind jedoch sein Lungenvolumen und die Sauerstoffkapazität. Die Folge: Bei körperlicher Anstrengung verfügen Untrainierte kaum über Reserven und kommen viel schneller aus der Puste als Trainierte. Wie beweglich wir sind, hängt besonders von der Elastizität unserer Sehnen und Muskeln ab. Und die gilt es regelmäßig zu trainieren, um nicht irgendwann einmal steif und unbeweglich zu werden. Die alltäglichen Fehl- und Mangelbelastungen des Alltags setzen uns jedoch häufig so sehr zu, dass wir förmlich einrosten: Vor allem im Bein-, Rücken- und Hüftbereich haben die meisten Menschen ihre Schwachstellen: Die Muskeln und Sehnen sind hart und verkürzt, die Beweglichkeit ist stark eingeschränkt.

Anhand der im Folgenden vorgestellten Tests kann jeder selbst seine individuelle Kraft, Ausdauer und Beweglichkeit testen, um eventuell vorhandene Defizite zu erkennen und entsprechend gegenzusteuern. Chronische und akute Schmerzprobleme des Muskel- und Knochenapparats, aber auch sonstige Probleme im Zusammenhang mit der körperlichen Leistungsfähigkeit können dadurch schneller festgestellt und behoben werden.

Test: Kraft

Wie leistungsfähig sind Ihre Muskeln? Führen Sie die folgenden Übungen aus und finden Sie es heraus!

Bauch:

Legen Sie sich auf den Rücken, die Beine sind aufgestellt. Verschränken Sie die Hände im Nacken und ziehen Sie die Ellbogen weit nach außen. Heben Sie nun den Oberkörper leicht an, sodass Ihre Schulterblätter sich in der Luft befinden. Wie lange können Sie den Oberkörper in dieser Position halten?

- ☐ mehr als 20 Sekunden ***
- ☐ 10 bis 20 Sekunden **
- ☐ weniger als 10 Sekunden *

Gesäß:

Legen Sie sich in Rückenlage auf einen Tisch, sodass das Gesäß am vorderen Tischende liegt. Lassen Sie die Beine nach unten herabhängen. Achten Sie darauf, dass Ihr Becken fest auf der Unterlage liegt. Nun heben Sie einen Oberschenkel bis zur Waagrechten an, der Unterschenkel ist dabei angewinkelt. Führen Sie die Übung danach mit dem anderen Oberschenkel durch. Wie lange können Sie das Bein jeweils waagerecht halten?

- ☐ mehr als 1,5 Minuten ***
- ☐ 1 bis 1,5 Minuten **
- ☐ weniger als 1 Minute *

Unterer Rücken:

Legen Sie sich in Bauchlage auf einen Tisch, mit den Händen halten Sie sich an der oberen Tischkante fest, das Becken liegt auf der unteren Tischkante. Nun heben Sie beide Beine gebeugt an und strecken sie danach waagerecht aus. Halten Sie dann die Spannung. Wie lange schaffen Sie das?

- ☐ mehr als 1 Minute ***
- ☐ 30 Sekunden bis 1 Minute **
- ☐ weniger als 30 Sekunden *

Test: Ausdauer und Kondition

Nicht nur Kraft ist wichtig, sondern auch Ausdauer und Kondition. Wie es darum bei Ihnen bestellt ist, zeigen die folgenden Tests.

Treppentest:

Legen Sie eine Stoppuhr bereit. Steigen Sie nun auf einer Treppenstufe oder einem Stepper 30-mal pro Minute auf und ab. Halten Sie den Rhythmus 3 Minuten lang durch. Schaffen Sie es, ohne zu sehr aus der Puste zu kommen? Und wie schnell schlägt Ihr Herz? Zählen Sie dazu eine Minute lang Ihren Puls:

- ☐ 70 bis 85 Schläge ***
- ☐ 85 bis 105 Schläge **
- ☐ 105 bis 140 Schläge *

2-Kilometer-Walking:

Legen Sie eine zwei Kilometer lange, flache Gehstrecke (z. B. in der Halle, auf dem Sportplatz oder im Park) in möglichst kurzer Zeit zurück. Nehmen Sie eine Stoppuhr mit – wenn möglich, auch eine Pulsuhr. Gehen Sie mit kräftigen Armschwüngen, aber laufen Sie nicht. Am Ziel messen Sie dann Ihren Puls. Wie schnell schlägt Ihr Herz?

- ☐ 70 bis 85 Schläge ***
- ☐ 85 bis 105 Schläge **
- ☐ 105 bis 140 Schläge *

Test: Beweglichkeit

Testen Sie abschließend Ihre Beweglichkeit. Entwickeln Sie bei der Durchführung der Übungen jedoch keinen falschen Ehrgeiz und führen Sie die einzelnen Beweglichkeitstests nur so weit aus, bis sich ein spürbares Ziehen in den Muskeln bemerkbar macht. Unbehagen oder gar Schmerzen sollten dabei nicht auftreten. Sie müssen sich hierbei nicht selbst beweisen. Die Übungen sollen lediglich dazu dienen, die aus therapeutischer Sicht erwünschte Beweglichkeit zu überprüfen.

Beinbeugung:

Legen Sie sich auf den Rücken, die Beine sind gestreckt. Umfassen Sie mit beiden Händen den Oberschenkel knapp unterhalb der Kniekehle und ziehen Sie das rechte Bein gestreckt in Richtung Brust. Das andere Bein bleibt gestreckt auf dem Boden bleiben. Wiederholen Sie die Übung auch mit dem linken Bein. Wie weit schaffen Sie es, Ihr Bein zur Brust zu ziehen?

- ☐ mehr als 90 Grad ***
- ☐ 90 Grad-Winkel **
- ☐ weniger als 90 Grad *

Beinstrecker:

Drehen Sie sich um und legen Sie sich flach auf den Bauch. Die Beine sind gestreckt. Winkeln Sie nun zunächst das rechte Bein an und drücken Sie mit der rechten Hand die Ferse so weit in Richtung Po, wie Sie können. Das inaktive Bein muss während der Übung vollkommen gestreckt bleiben. Anschließend ist das linke dran. Wie weit kommt Ihre Ferse?

- ☐ Die Ferse berührt den Po ***
- ☐ Die Ferse kommt bis kurz vor den Po **
- ☐ Die Ferse ist weit vom Po entfernt *

Finger-Boden-Abstand:

Stellen Sie sich gerade hin. Die Beine sind gestreckt, der Kopf ist aufrecht, die Schultern stehen gerade. Beugen Sie sich nun langsam nach vorne und versuchen Sie, mit den Fingern die Zehen zu berühren. Die Beine bleiben während der Übung geschlossen und vollkommen gestreckt. Wie weit können Sie sich nach unten beugen?

- ☐ Die ganze Hand berührt die Zehen ***
- ☐ Die Finger berühren die Zehen **
- ☐ Die Finger berühren die Zehen nicht *

Legende: *** sehr gut ** normal * schwach

Ursachenforschung: die ärztliche Diagnostik

Um an den Ursprung der Rückenbeschwerden zu gelangen, ist eine ausführliche und ganzheitliche Anamnese sinnvoll. Sie sollte alle Bereiche mit einbeziehen und nicht nur körperliche Ursachen untersuchen, sondern auch psychische, familiäre und arbeitsbedingte Faktoren berücksichtigen. Der Hausarzt, Osteopath oder auch der Heilpraktiker sind die richtige Adresse für erste Untersuchungen. Dort erfolgt die Erhebung der Krankengeschichte und die körperliche Untersuchung. Gibt es aber Hinweise auf eine spezielle Indikation, muss ein Facharzt, zum Beispiel ein Neurologe, aufgesucht werden, damit eine weiterführende Diagnostik mit entsprechenden Geräten gewährleistet ist.

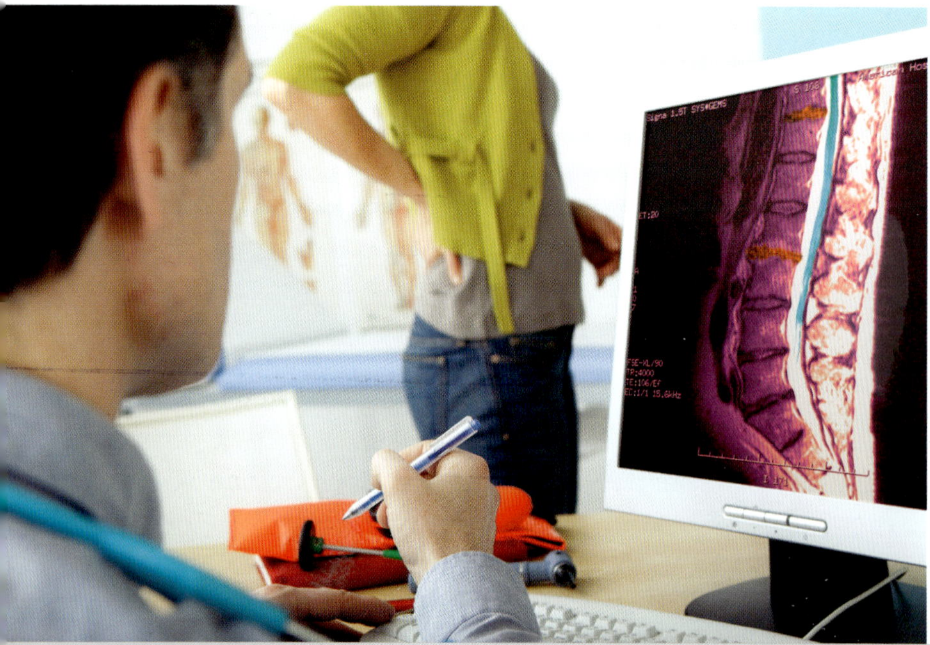

Auf Herz und Nieren – die körperliche Untersuchung

Beim Erstbesuch wird der Arzt zunächst gezielte Fragen zu Beschwerden und der medizinischen Vorgeschichte stellen. Erst im Anschluss daran erfolgt die eigentliche körperliche Untersuchung. Folgendes sollte dabei untersucht werden:

- Haltung und Beweglichkeit
- Statik der Wirbelsäule
- Zustand der Gelenke
- Überprüfung von Muskelspannung und Reflexen
- Beschaffenheit von Haut, Haaren, Nägeln
- Beobachtung der Sprechweise
- Untersuchung der Augen, Ohren, der Nase und des Rachenraums
- Abtasten des Halsbereichs
- Abhören von Herz und Lunge
- Abtasten und Abhören des Bauchraums
- Messen von Puls und Blutdruck
- Kontrolle von Gewicht und Größe

Die Blutuntersuchung

Aus der Beschaffenheit des Blutbilds lässt sich schon einiges erkennen. Untersucht wird dabei zunächst, ob ein erhöhter Entzündungsparameter vorliegt. Auch Rheumafaktoren und in welcher Menge die Schilddrüsenhormone T3 und T4 im Blut zirkulieren, verschaffen einen Eindruck vom Zustand des Patienten. Stoffwechselparameter wie

Blutzucker, HDL- und LDL-Cholesterin, Triglyceride sowie Leber- und Nierenwerte können Aufschluss über bestimmte Störungen oder Krankheiten geben. Um Mangelzuständen auf die Spur zu kommen, muss eine Messung des Mineralstoff- und Vitaminspiegels vorgenommen werden. So gibt beispielsweise der Vitamin-D-Spiegel Auskunft über den Zustand der Knochen.

Bildgebende Verfahren

Auf dem deutschen Kongress für Orthopädie und Unfallchirurgie wurden Nutzen und Grenzen der Bildgebungsdiagnostik erörtert. Die nationale Versorgungsleitlinie Kreuz-

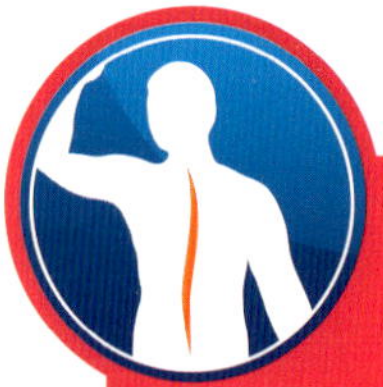

Helfen Sie mit!

Um Ihrem Arzt die Arbeit zu erleichtern und dabei mitzuhelfen, die richtige Diagnose zu erstellen, sollten Sie folgende Tipps beherzigen: Bringen Sie alle schon erhobenen Befunde wie z. B. Laborergebnisse, Röntgenaufnahmen, MRT- oder CT-Befunde, Ultraschallbilder, Operationsberichte etc. mit. Vergessen Sie nicht, alle Medikamente zu erwähnen, die Sie einnehmen (einschließlich der Antibabypille) oder bringen Sie sie zum Arztbesuch mit. Notieren Sie sich vor dem Besuch beim Arzt alle Beschwerden, mit denen Sie in der letzten Zeit zu tun hatten, so z. B. Spannungskopfschmerzen, Taubheitsgefühle, Schwindel etc. Fragen Sie Ihre Angehörigen nach häufiger in der Familie aufgetretenen Krankheiten wie Rheuma, Arthrose, Rückenleiden, Schilddrüsenstörungen, Zuckerkrankheit, Herz-Kreislauf-Krankheiten oder Krebsleiden.

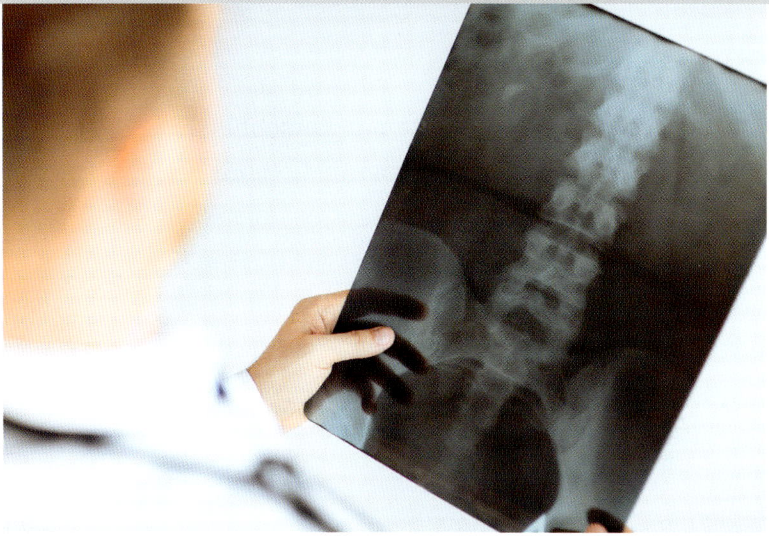

schmerz empfiehlt demnach, bildgebende Untersuchungen erst dann anzuordnen, wenn der Schmerz im Rücken länger als vier bis sechs Wochen nicht abklingt und die Einschränkungen der körperlichen Aktivitäten weiter zunehmen. Röntgen oder teure bildgebende Verfahren wie die Kernspintomografie sind innerhalb der ersten vier Wochen bei fehlenden Warnhinweisen und ansonsten gesunden Patienten nicht zielführend, warnen die Experten. Denn die Schmerzursachen müssen stets in Zusammenhang mit Patientengeschichte und Untersuchung betrachtet werden. So lassen sich z. B. Stress oder Bewegungsmangel auf keinem Röntgenbild erkennen. Das Arzt-Patienten-Gespräch ist daher unverzichtbar. In Fällen jedoch, in denen keine Besserung eintritt, können moderne Bildgebungsverfahren eine große diagnostische Hilfeleistung bieten. Folgendes sind die verschiedenen Möglichkeiten der Bildgebungsdiagnostik im Einzelnen:

Röntgen

Röntgenstrahlen sind elektromagnetische Wellen, die weiches Gewebe gut durchdringen und von hartem Gewebe wie Knochensubstanz stark absorbiert werden. Das Skelettsystem wird durch dieses Verfahren präzise und anschaulich abgebildet.
Um ein genaues Bild vom Gesamtzustand zu erhalten, wird fast immer die ganze Wirbelsäule geröntgt, auch wenn die Beschwerden nur an bestimmten Stellen lokalisiert sind. Zudem werden Abbildungen in zwei Ebenen gemacht, um die Wirbelsäule von allen Seiten beurteilen zu können. Die Röntgenaufnahme zeigt die Position der Wirbel und den Verlauf der Wirbelsäule. Etwaige Verschleißerscheinungen des Knochenapparats sind auf dem Röntgenbild sehr gut festzustellen.

Computertomografie

Während die Röntgenaufnahme in einigen Fällen ungenau bleiben muss, werden bei der computertomografischen Aufnahme zweidimensionale Schnittbilder aus verschiedenen Richtungen und in feinsten Schichten erstellt. Dies lässt auch Veränderungen wie kleine Tumore, Knoten oder Entzündungsherde erkennen, die mit bei Röntgenaufnahmen nicht zu erfassen sind.
So ist die Computertomografie auch beispielsweise ideal für Bandscheibenvorfälle. Dank neuer Technik können dreidimensionale Abbildungen den Bewegungsapparat von allen Seiten wiedergeben und in beliebige Einzelaufnahmen zerlegen.

Kernspintomografie

Vollkommen ohne jegliche Strahlenbelastung kommt die Magnetresonanztomografie (MRT), auch als Kernspintomografie bezeichnet, aus. Die Bilder entstehen hierbei mittels elektromagnetischer Strahlung, erzeugt durch ein starkes Magnetfeld, sowie hochfrequentierte Wechselfelder.

Die Wiedergabequalität der MRT-Bilder ist derzeit unübertroffen. Muskeln, Bänder und Gelenkkapseln werden dabei vollständig und anatomisch korrekt dargestellt. MRT-Bilddiagnostik eignet sich beispielsweise besonders gut für Rückenmarksuntersuchungen sowie für Untersuchungen der Nervenknoten. Weichteilgewebeveränderungen, hervorgerufen durch Tumore, lassen sich damit schnell und sicher entdecken.

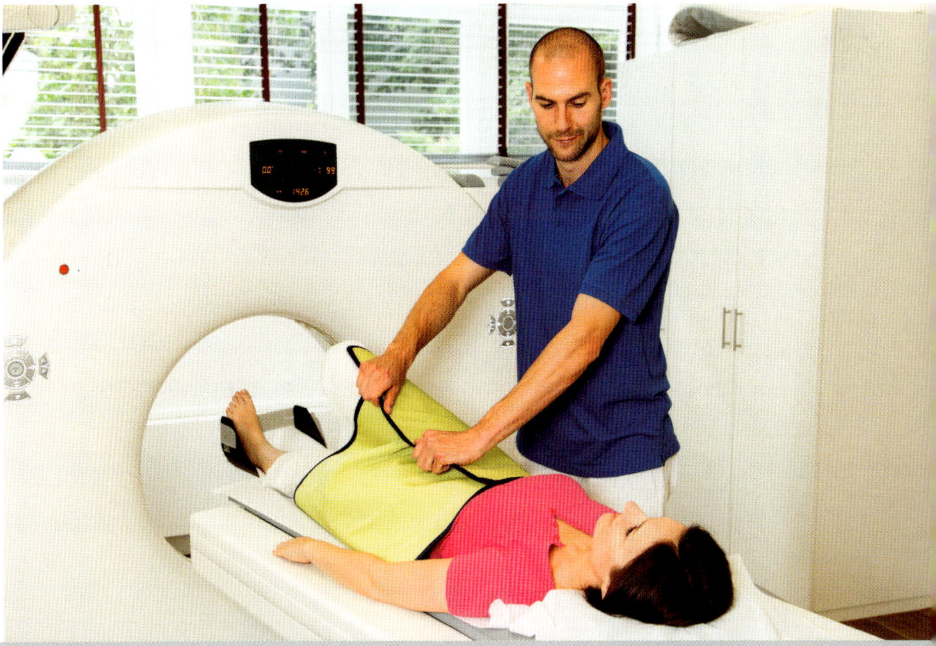

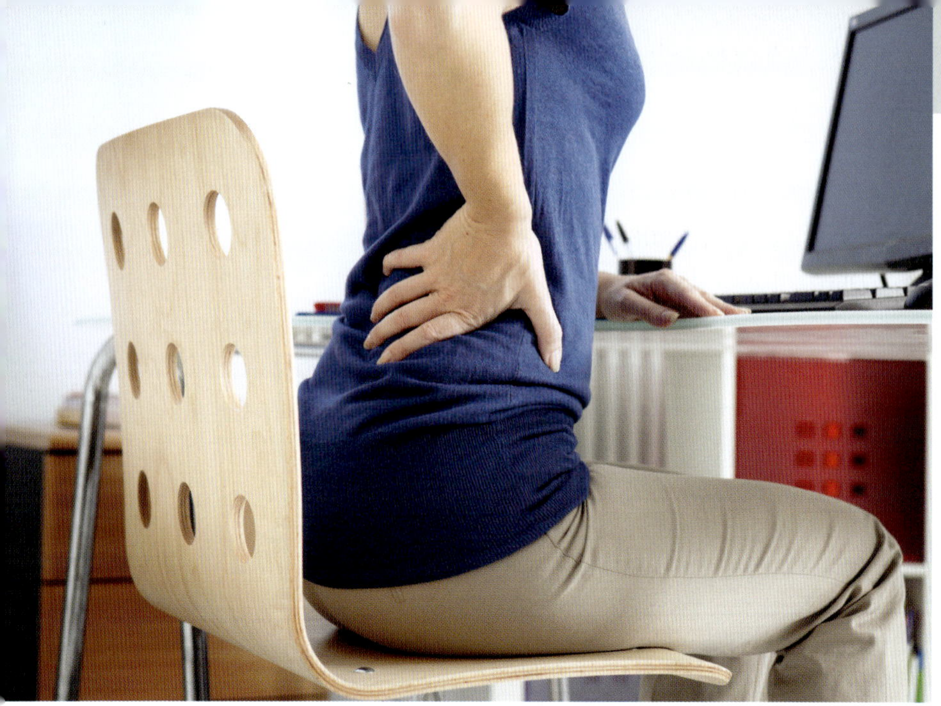

Rückenfreundlicher Alltag

Wenn Sie es geschafft haben, Ihren Rücken wieder schmerzfrei zu bekommen, dann sollten Sie auch dafür sorgen, dass dies so bleibt. Hierfür ist es wichtig, im Alltag einige Regeln zu beherzigen und einige Maßnahmen zu treffen. Welche dies sind, erfahren Sie im Folgenden.

Richtig heben und tragen

Achten Sie bei alltäglichen Verrichtungen auf Ihre Bewegungsmuster. Hierzu gehört z. B. das Heben und Tragen.

Viele Menschen verrichten ihre täglichen Arbeiten, z. B. das Heben von Gegenständen, mit durchgestreckten Beinen. Dies schränkt jedoch die Beweglichkeit im Becken ein und belastet die Wirbelsäule.
So machen Sie es besser: Gehen Sie zum Anheben mit leicht gespreizten Beinen in die Knie, halten Sie die Wirbelsäule gerade und heben Sie die Last mit einer fließenden Bewegung und niemals ruckartig auf. Richten Sie sich langsam auf, holen Sie dazu die Kraft aus den Beinen und halten Sie dabei immer noch den Rücken gerade. Tragen Sie die Last dann körpernah und achten Sie darauf, die Wirbelsäule dabei nicht zu verdrehen.

Rückenfreundlich sitzen

Da viele Berufe langes Sitzen – zumeist vor dem PC – erfordern, ist es von großer Bedeutung, auf das richtige Sitzen zu achten. Dies fängt bereits beim Bürostuhl an, der ergonomisch verstellbar sein sollte und so individuell an Ihre Körpergröße angepasst werden kann. Wenn beispielsweise große Menschen auf zu kleinen Stühlen sitzen, befindet sich ihr Rücken in einer notorischen Krummhaltung. Die Höhe des Stuhls sollte daher so eingestellt sein, dass die Füße den Boden berühren. Wichtig ist auch, dass die Lehne den Rücken stützt und dabei ganz leicht mit Ihren Bewegungen mitgeht.
Beim Sitzen sollten Sie dann die gesamte Sitzfläche ausnutzen und nicht nur die vordere Kante. Mindestens zwei Drit-

Bewegung beim Sitzen

Sitzen Sie nicht stundenlang unbewegt und starr, sondern rutschen Sie immer mal wieder auf dem Stuhl hin und her, bewegen Sie Ihr Becken, strecken Sie die Beine aus und wippen Sie mit den Zehen. Selbst solch kleine Bewegungen lockern auf, verbessern die Durchblutung und beugen Fehlhaltungen vor.

tel des Oberschenkels sollten dabei die Sitzfläche berühren. Achten Sie auch darauf, dass Ihr Rücken in aufrechter Haltung ist.

Im Auto sollten Sie Ihren Sitz ebenfalls so einstellen, dass der Rücken gut gestützt ist und Sie nicht im Sitz „versinken". Die Höhe des Sitzes ist so einzustellen, dass Sie mit geradem Blick die Straße überschauen können. Bei langen Autofahrten – zum Beispiel in den Urlaub – ist es wichtig, immer wieder Pausen einzulegen und sich auf dem Rastplatz die Beine zu vertreten. Auch kurze Rückenübungen zwischendurch, wie die in diesem Ratgeber beschriebenen, sind ausgesprochen hilfreich, um am Zielort nicht vollkommen „eingerostet" anzukommen und damit anhaltende Rückenschmerzen Ihnen nicht den Urlaub vergällen. Wenn möglich, sollten Sie außerdem bei langen Strecken häufiger den Fahrer wechseln. Der Beifahrer kann sich zwischendurch besser regenerieren. Denn da er sich nicht auf den Straßenverkehr konzentrieren und das Lenkrad halten muss, hat er mehr Möglichkeiten, während der Fahrt seine Sitzposition zu verändern.

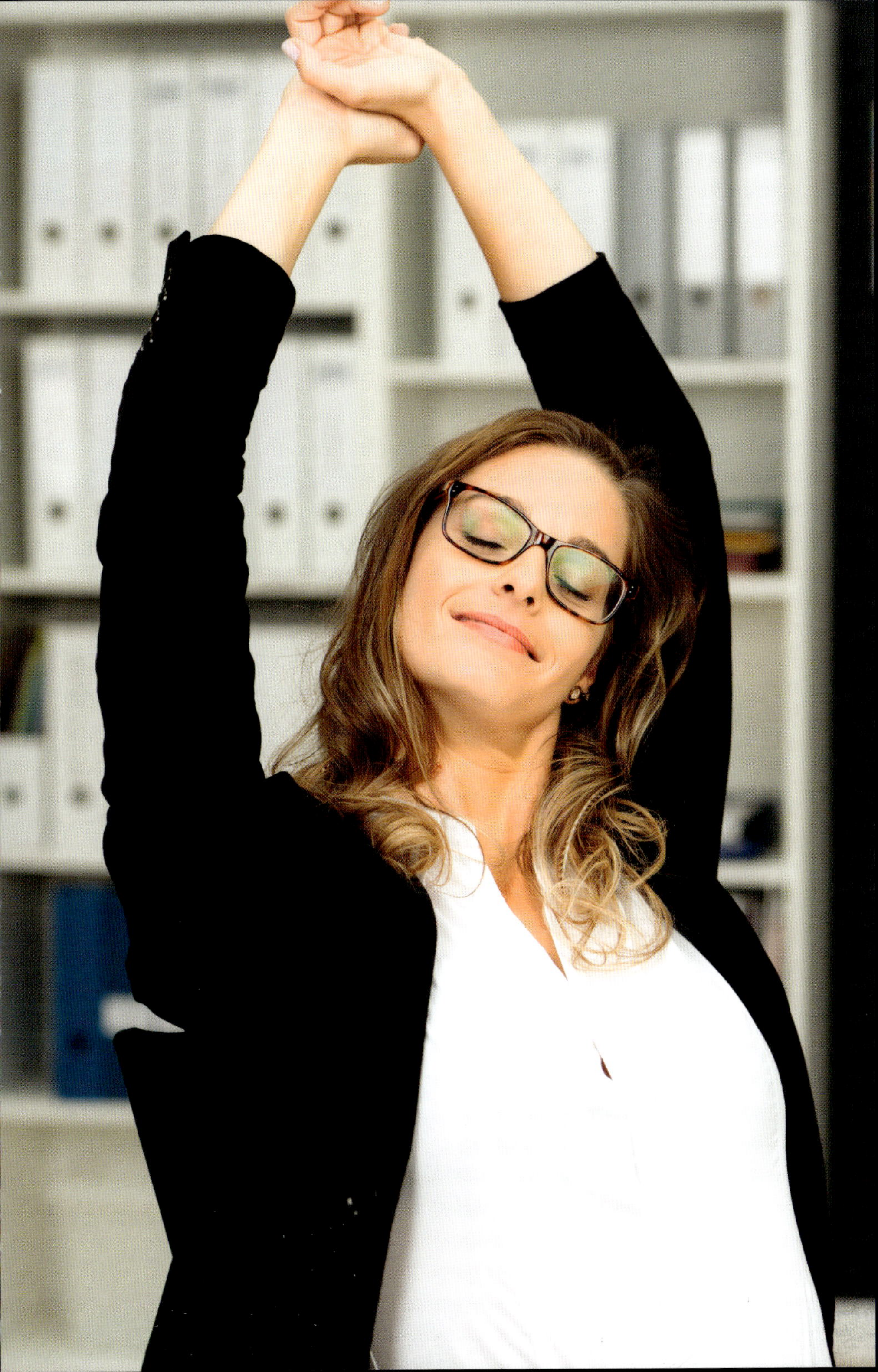

Die ideale Matratze und ein gutes Kissen

Da wir viele Stunden – in der Regel sieben bis neun – in liegender Position verbringen, müssen Sie sich nicht nur tagsüber um Ihren Rücken kümmern, sondern auch in der Nacht. Denn eine falsche Schlafunterlage kann die Ursache für viele Beschwerden, vor allem aber für Wirbelsäulenprobleme, Kopfschmerzen und Nackenschmerzen, und damit letztlich auch für Schlafstörungen sein. Wählen Sie daher eine Matratze, die elastisch genug ist (z. B. eine hochwertige Latexmatratze), damit sie einerseits der Körperkontur nachgeben kann, andererseits aber auch nicht so weich,

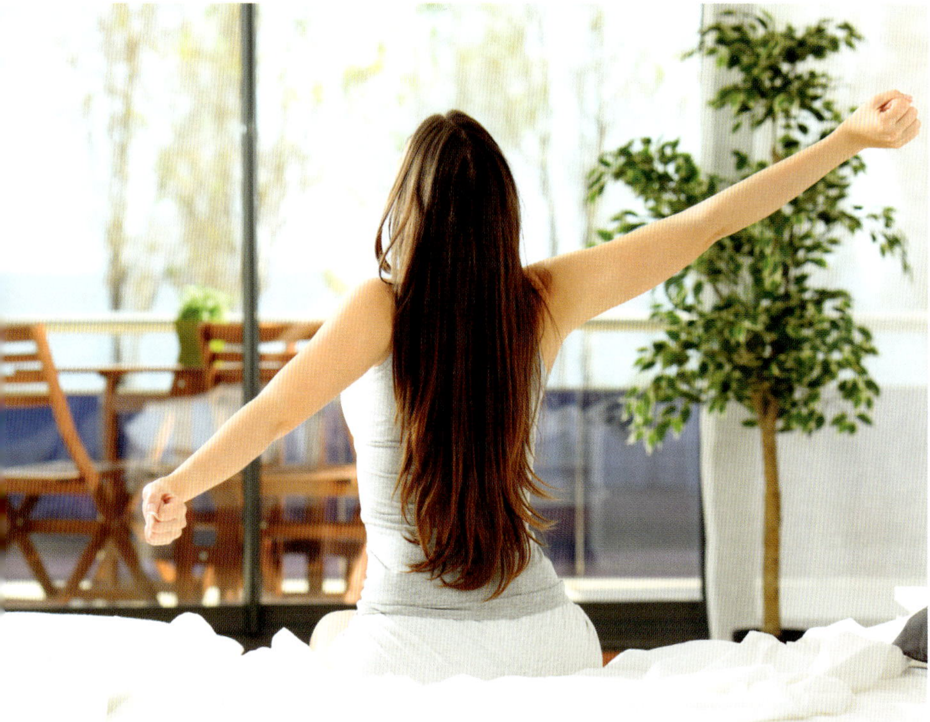

dass Sie quasi in ihr „versinken“. Achten Sie beim Kauf der Matratze auf Qualität und lassen Sie sich am besten in einem Bettenfachgeschäft beraten. Dort sollte man Ihnen auch die Möglichkeit geben, die Matratze noch im Geschäft Probe zu liegen – oder noch besser – sie für ein paar Tage mit nach Hause zu nehmen und umtauschen zu dürfen.

Gleiches gilt auch für das Kissen. So gibt es spezielle Nackenstützkissen, die die Halswirbelsäule so stützen, dass sie eine gerade fortlaufende Linie mit den anderen Wirbelsäulensegmenten bietet. Diese Kissen haben eine spezielle Form, die sich der Halsrundung anpasst, und sind meist aus etwas festerem Material gearbeitet als beispielsweise weiche Federkissen. Doch Vorsicht! Selbst bei Nackenstützkissen gibt es große Unterschiede – auch in der Qualität. Sie sollten sich deshalb in einem guten Fachgeschäft beraten lassen und die Chance haben, das Kissen auszuprobieren. Denn nicht jeder verträgt ein Nackenkissen: Manche Menschen bekommen beispielsweise Ohrenschmerzen, wenn sie stundenlang in seitlicher Lage im wahrsten Sinne des Wortes auf dem Ohr liegen.

Schlafen bei angenehmer Temperatur

Wichtig ist auch die Schlafumgebung. So sollte das Schlafzimmer gut gelüftet sein, damit auch in der Nacht ausreichend Sauerstoff zur Verfügung steht. Für einen erholsamen Schlaf sollte die Temperatur 17 bis 18 Grad nicht überschreiten. Kälter als 16 Grad sollte es aber auch nicht sein, sonst drohen Verspannungen.

Gärtnern ohne Rückenprobleme

Ein Garten tut Körper und Seele gleichermaßen gut. Damit sich bei der Gartenarbeit aber auch der Rücken wohlfühlt, sollte man dies möglichst rückenschonend tun. Rückenschonende Gartenarbeit beginnt möglichst bereits bei der Gestaltung des Gartens. So sollten Wege breit genug sein, um sie mit Schub- und Sackkarren bequem befahren zu können. Gerade für ältere oder kranke Menschen haben sich Hochbeete bewährt. Dort lassen sich auch im Stehen Blumen säen und Gemüse sowie Kräuter anbauen.

Gartengeräte richtig auswählen

Achten Sie beim Kauf der Gartengeräte darauf, dass das jeweilige Arbeitsgerät nicht zu schwer oder zu umständlich zu handhaben ist. Denn ist das Gartengerät zu schwer, verspannt sich bei der Arbeit damit der Rücken und die Muskeln und Gelenke werden stärker belastet. Die Geräte bzw. ihre Stiele sollten zudem individuell an Ihre Körpergröße angepasst sein und es Ihnen ermöglichen, die Arbeit in weitgehend aufrechter Körperhaltung zu verrichten. In der Länge verstellbare, ergonomische Gerätestiele sind hierbei besonders praktisch.

Die Bewegung bei der Gartenarbeit

Bei der Gartenarbeit sollten Sie unbedingt auf die richtigen Bewegungsabläufe achten. So kann eine über lange

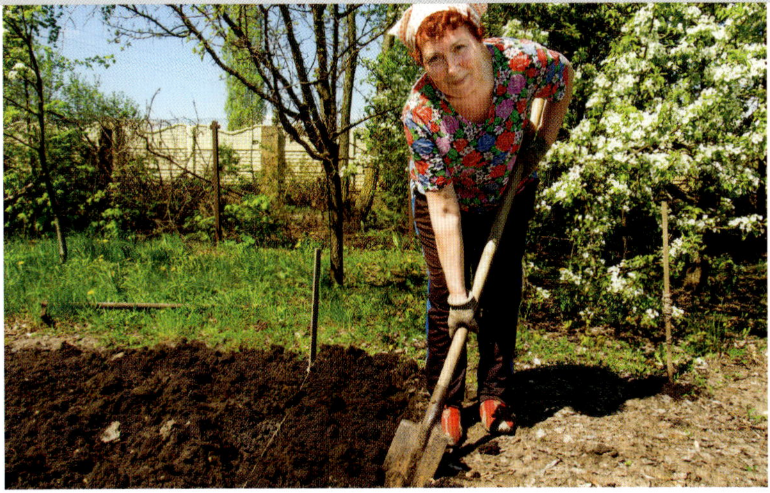

Zeit starre und einseitige Haltung Beschwerden entstehen lassen oder sie verschlimmern. Verändern Sie daher so oft wie möglich während der Arbeit Ihre Haltung. Auch ungünstige Bewegungsabläufe lassen sich oft schon im Vorfeld vermeiden:

- **Gartenarbeiten im Stehen:** Arbeiten Sie immer aus der Schrittstellung heraus mit leicht gebeugten Knien. Das vordere Bein beugen Sie dabei stärker als das hintere. Die so entstehende ständige Gewichtsverlagerung entlastet die jeweiligen Gelenke und die Muskulatur und sie versteifen nicht. Wichtig: Verdrehen Sie den Oberkörper nicht ruckartig!
- **Gartenarbeit im Knien:** Nehmen Sie möglichst nur einen halben Kniestand ein. Dabei wird nur das eine Knie belastet, das andere im 90-Grad-Winkel angewinkelt. Wechseln Sie nach einiger Zeit das Knie. Um den Druck auf das Kniegelenk zu verringern, empfiehlt sich bei empfindlichen Knien auch das Unterlegen eines Kissens.

Egal ob Sie stehend, sitzend oder kniend arbeiten: Der Oberkörper sollte dabei immer aufrecht gehalten und der Rücken nie gebeugt werden, während der Kopf immer in Verlängerung der Wirbelsäule gehalten wird. Spannen Sie Bauch- und Rückenmuskulatur immer leicht an und ziehen Sie die Schultern nicht nach oben.

Bewegung im Alltag

Wie bereits beschrieben, ist Bewegungsmangel eine häufige Ursache von Rückenbeschwerden. Sie können jedoch ganz selbstverständlich mehr Bewegung in Ihren Alltag bringen, um Ihren Tagesablauf aktiver zu gestalten, ohne dabei gleich zum Spitzensportler werden zu müssen. Die folgenden Tipps helfen Ihnen dabei.

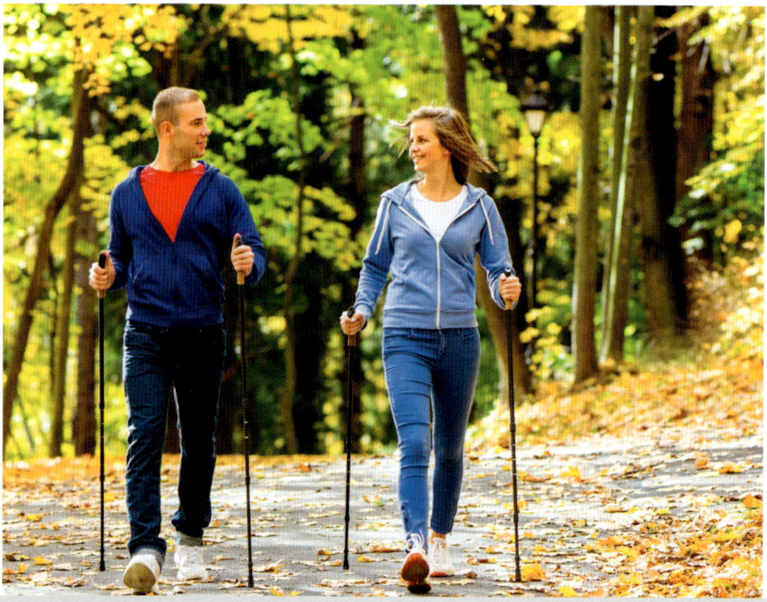

Zu Hause und in der Freizeit

Wer ein Fahrradergometer besitzt, kann sich während des Fernsehens ganz bequem zu Hause sportlich betätigen und verpasst dabei weder die Nachrichten noch den Abendkrimi. Auch Plauderstunden und Treffs mit Freunden müssen nicht unbedingt immer in Kino oder Kneipe stattfinden. Verlegen Sie das Zusammensein doch mal zur Abwechslung auf die Jogging- oder Walkingstrecke! Die Gespräche sind dabei nicht nur vergnüglich und lenken von der Anstrengung ab, sondern übernehmen auch eine Kontrollfunktion. Denn Sie sollten nur in dem Tempo laufen, in dem Sie noch eine Unterhaltung führen können.

Im Büro und unterwegs

Wenn möglich, sollten Sie für Ihre Fahrt zur Arbeit zudem das Fahrrad nutzen. Denn der Verzicht auf Auto und öffentliche Verkehrsmittel bringt Bewegung in Ihren Tagesablauf und hat einen doppelten Effekt: Der ganze Körper wird durchblutet und die Sauerstoffzufuhr erhöht, was der Gesundheit zugutekommt, aber auch der Konzentration am Arbeitsplatz. Denn ein mit ausreichend Sauerstoff versorgtes Gehirn ist leistungsfähiger.
Auch wer auf den öffentlichen Nahverkehr angewiesen ist, weil die Strecke zur Arbeit mit dem Fahrrad nicht zu bewältigen ist, kann mehr Bewegung in den täglichen Arbeitsweg bringen. Steigen Sie einfach eine oder mehrere Stationen früher aus und legen Sie den Rest der Strecke in flottem

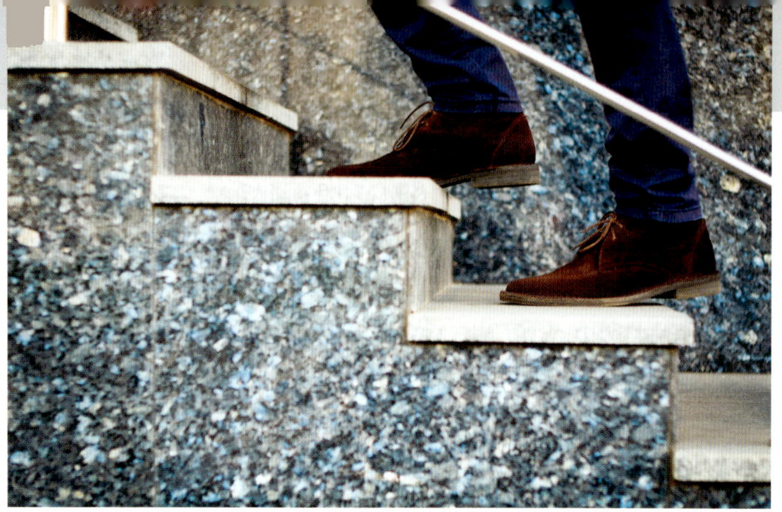

Tempo zu Fuß zurück. Positiver Nebeneffekt: Die Bewegung hilft beim Stressabbau.
Lassen Sie auch den Aufzug im Büro der die Rolltreppe im Einkaufscenter links liegen und steigen Sie stattdessen in zügigem Tempo die Treppe nach oben! Wer entsprechend fit ist, der kann dabei auch mal zwei Stufen auf einmal nehmen. Sofern Sie nichts Schweres zu tragen haben, sollten Sie bei jeder Gelegenheit die Treppe nutzen. Das hält nicht nur die Muskeln auf Trab, sondern bringt außerdem den Kreislauf in Schwung und tut dem Herz gut.

Sport für den Rücken

Dass Sport und Bewegung nicht nur den Rücken gesund erhalten, ist inzwischen bekannt. Doch Vorsicht! Nicht jede Sportart tut bei Rückenbeschwerden gleichermaßen gut. Rückengeplagten oder all denjenigen, die den Beschwerden vorbeugen wollen, sind beispielsweise die im Folgenden vorgestellten Sportarten zu empfehlen. Sie bringen den Körper in Schwung und halten Sie fit, ohne dabei Ihrem Rücken zu schaden.

Walken

Das Prinzip beim Walking ist denkbar leicht: Gehen Sie mit mittelgroßen, zügigen Schritten. Die Knie sind beim Aufsetzen des Fußes leicht gebeugt, die Fersen werden flächig aufgesetzt und die Füße werden über die ganze Fußsohle abgerollt. Die Schultern sind locker, der Oberkörper ist aufrecht und der Blick nach vorne gerichtet. Die Arme schwingen dabei seitlich neben dem Körper mit. Genießen Sie dabei die Bewegung in der Natur!

Positive Wirkungen: Beim Laufen wird rund ein Drittel unseres Muskelapparats gefordert und viel Sauerstoff durch den Körper gepumpt. Dadurch werden die Muskeln stark durchblutet. Kondition und Muskulatur werden dabei gleichermaßen gefordert.

Das müssen Sie können: Im Grunde nichts – außer Laufen. Walking erfordert keine Vorübung und keinen Trainer. Ob allein oder in der Gruppe – marschieren Sie einfach drauflos!

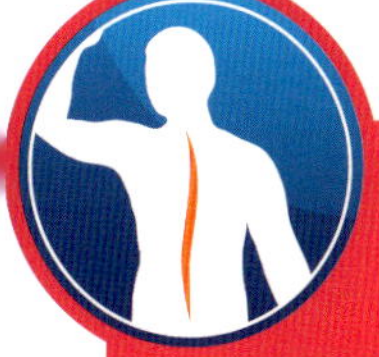

Nordic Walking

Um zusätzlich Ihre Schultern und Arme zu kräftigen, können Sie beim Walken Stöcke verwenden (Nordic Walking). Besonders wer unter Rückenproblemen leidet, sollte sich die richtige Technik beim Nordic Walking in einem Kurs zeigen lassen.

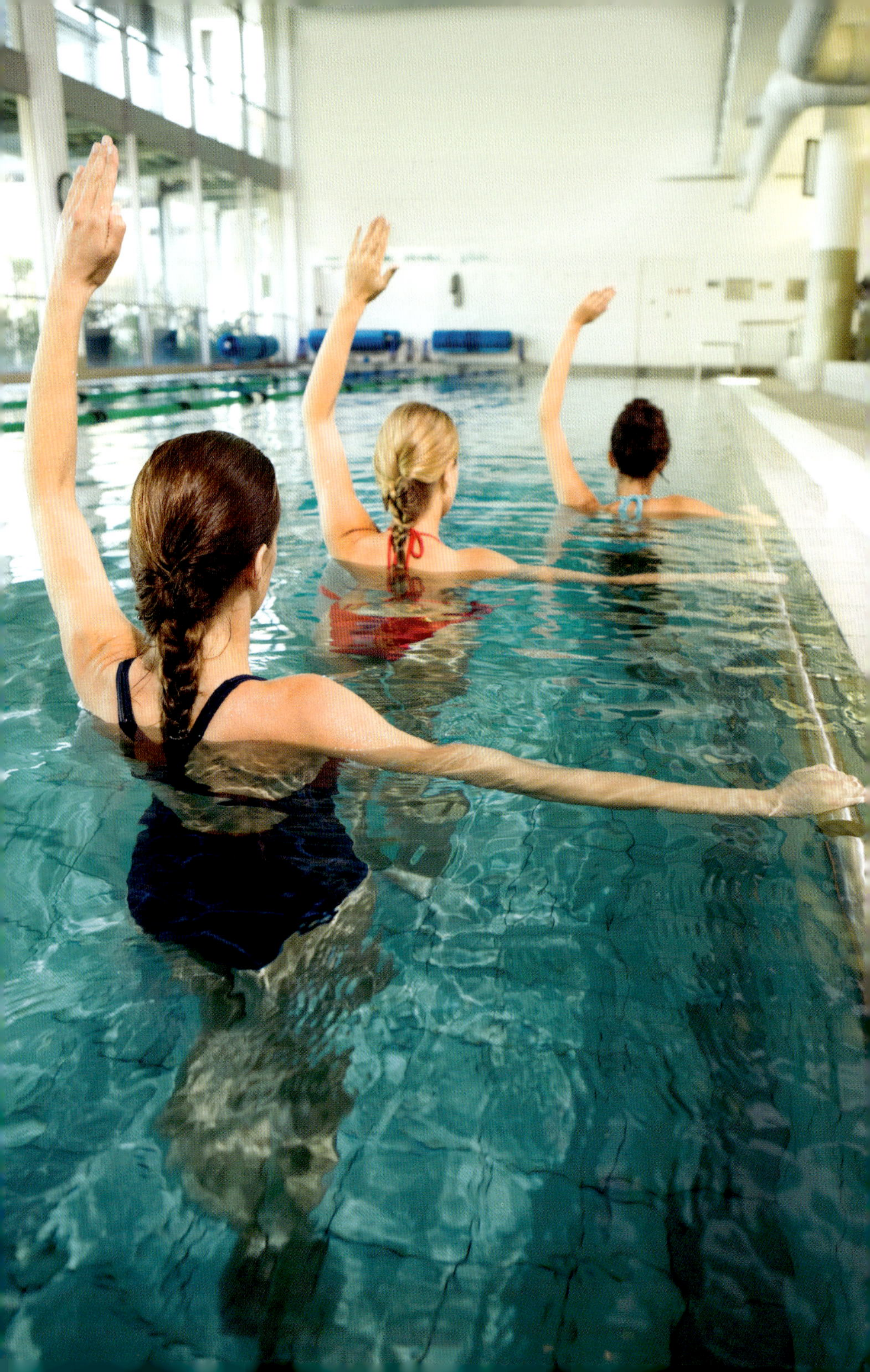

Ausrüstung: Keine spezielle. Qualitativ hochwertige Laufschuhe, die dem Fuß Halt geben, sowie an die jeweilige Witterung angepasste Kleidung aus atmungsaktivem Material sind jedoch dringend zu empfehlen.

Schwimmen

Keine andere Sportart wirkt sich so positiv auf den Rücken aus wie die Bewegung im nassen Element. Da im Wasser kein Druck auf die Gelenke ausgeübt wird und wir darin nur ein Siebtel unseres Körpergewichts zu tragen haben, gilt Schwimmen als besonders schonend. Allerdings sollte beim Brustschwimmen der Kopf nicht ständig über Wasser gehalten werden. Stattdessen sollten Sie beim Vorwärtszug der Arme das Gesicht auf die Wasseroberfläche legen und ausatmen. Bei der nächsten Bewegung wird der Kopf zum Luftholen wieder angehoben, sodass man im Rhythmus der Schwimmbewegungen atmet. Nur so ist garantiert, dass die Nackenmuskulatur beim Schwimmen nicht verkrampft.

Positive Wirkungen: Der Kreislauf wird durch die veränderte Wassertemperatur angeregt. Die Muskeln arbeiten gegen den Wasserwiderstand. So werden sie effizient und

Versuchen Sie's mit Wassergymnastik!

Wie das Schwimmen ist auch Wassergymnastik ein gutes Training für Rücken, Schultern und Nacken. Hierzu werden in nahezu allen öffentlichen Schwimmbädern und Thermen Kurse angeboten.

gelenkschonend gestärkt und durch den Wasserdruck massiert und durchblutet. Angenehmer Nebeneffekt: Mit der Zeit „massiert“ der Wasserdruck so manche unschöne Delle an Po und Oberschenkel einfach weg.

Das müssen Sie können: Außer dass Sie schwimmen können und dabei die richtige Technik beherrschen, sollten Sie sich bei der Bewegung im nassen Element auch wohlfühlen.

Ausrüstung: Keine Besondere! Nicht rutschende Badebekleidung und Badesandalen. Für Wasserratten mit empfindlichen Augen empfiehlt sich der Kauf einer Schwimmbrille wegen des Chlorgehalts.

Skilanglauf

Wer auch im Winter aktiv bleiben und seinem Rücken etwas Gutes tun will, für den ist Skilanglauf hervorragend geeignet. Das leise Gleiten über gleichmäßig gespurte Loipen in verschneiter Landschaft wirkt anregend und entspannend zugleich. In der glitzernden Winterwelt können Sie nicht nur Ihren Körper in Schuss halten, sondern auch zur Ruhe finden und dem Alltag entfliehen.

Am Crosstrainer üben

Der Bewegungsablauf beim klassischen Langlauf entspricht in etwa dem beim Crosstrainer im Fitnessstudio. Es empfiehlt sich daher, bevor es auf die Loipe geht, ein paar Mal am Crosstrainer zu trainieren, um Kondition aufzubauen und den Bewegungsablauf zu üben.

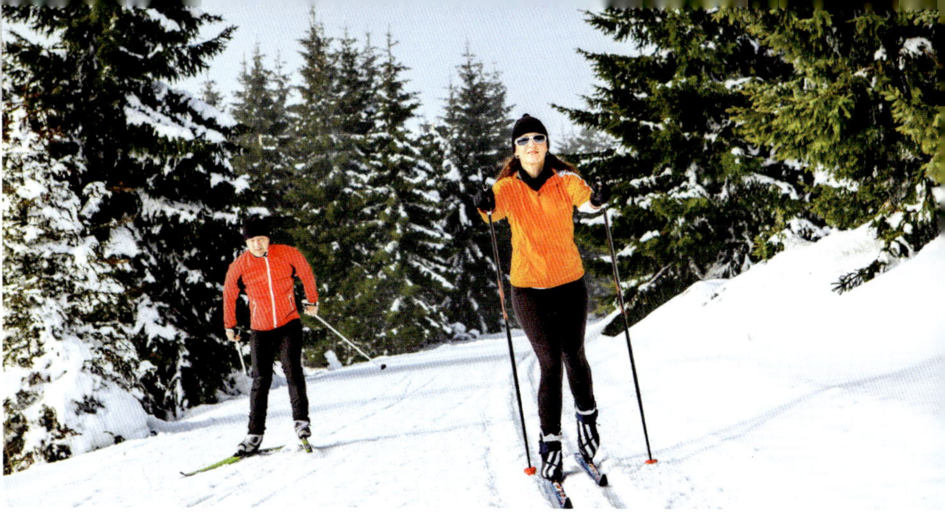

Positive Wirkungen: Skilanglauf ist ein ausgezeichnetes Training für die Gesamtmuskulatur, die Gelenke und die Knochen. Anders als beim Joggen werden hierbei die Gelenke kaum belastet, da die auf dem Schnee aufliegenden Skier das Körpergewicht abfedern. Das Langlaufen stärkt Kondition und Herz-Kreislauf-System und das Koordinationsvermögen wird durch die rhythmisch-dynamische Bewegung gefördert, die gleichzeitig in eine Art „meditative Stimmung" versetzt.

Das müssen Sie können: Bei der klassischen Technik, die für Anfänger am besten geeignet ist, fährt man auf einer gespurten Loipe und die Skier werden parallel und nach vorne gerichtet geführt. Beim Skating nutzt man eine platt gewalzte Fläche und die Skier zeigen jeweils seitlich leicht nach außen. Am Anfang ist ein Einführungskurs mit Übungsleiter in flachem Gelände empfehlenswert, um falsche Bewegungsabläufe und damit Unfälle zu vermeiden. Wer auf Nummer sicher gehen will und einen Skilanglaufkurs buchen möchte, wird in jedem Skiort fündig. Dort werden zahlreiche Kurse für jede Leistungsstufe und jede Technik angeboten.

Ausrüstung: Achten Sie darauf, dass Ihre Kleidung ausreichend Bewegungsfreiraum bietet, dabei aber nicht so locker sitzt, dass sie Sie behindert. Spezielle Lauftights und eine enge Hose haben sich hier bewährt. Als Oberteil ist eine wasserabweisende und atmungsaktive Jacke zu empfehlen. Die Kleidung sollte außerdem den Schweiß nach außen abgeben können. Funktionsunterwäsche mit langen Armen und Beinen eignet sich hierfür am besten. Ihre Handschuhe sollten für einen festen Griff und optimale Stockführung eng anliegend sein. Die Wahl der Ski richtet sich nach der Technik. Anfänger sollten aber auf etwas breitere Ski Wert legen, die das Balancehalten zu Beginn erleichtern und bei denen kein Wachsen notwendig ist. Achten Sie bei den Langlaufschuhen auf die richtige Passform. Sie sollten beim Langlaufen die Sprunggelenke gut abstützen. Wie bei den Skiern richtet sich auch die Wahl der Stöcke nach der Technik. Für die klassische Technik eignen sich Stöcke mit einer Länge bis zu den Achselhöhlen, bei der Skating-Technik (für Fortgeschrittene) sollten die Stöcke bis Kinnhöhe reichen.

Aerobic

Die Gymnastikdisziplin mit einem Schuss Choreografie richtet sich an alle, denen die rhythmische Bewegung liegt und die gleichzeitig etwas für Kondition und Muskulatur tun wollen. Das Training besteht in der Regel aus drei Teilen: einem Warm-up, um die Muskeln zu dehnen und zu lockern, dem eigentlichen Training, dem Cardio-Training für das Herz-Kreislauf-System und die Fettverbrennung und schließlich dem Cool-down, das den Körper ganz allmählich wieder in den Ruhezustand versetzt. Aeorobic-Kurse werden in unterschiedlichen Varianten angeboten. Vor allem unterscheidet man hierbei je nach Intensität zwischen Low-Impact- und High-Impact-Aerobic. Beim Low-Impact-Aerobic liegt der Schwerpunkt auf der Choreografie, während beim High-Impact-Aerobic die Kondition im Vordergrund steht.

Positive Wirkungen: Das tänzerische Training im Rhythmus der Musik macht gute Laune, schult die Koordination und fördert Ausdauer und Beweglichkeit, was vor allem dem Rücken zugutekommt.

Das müssen Sie können: Mitbringen sollten Sie Spaß an der Bewegung zur Musik und am Einstudieren von Choreografien, dazu etwas Talent für die Bewegungskoordination. Aerobic-Kurse in verschiedenen Varianten werden aller-

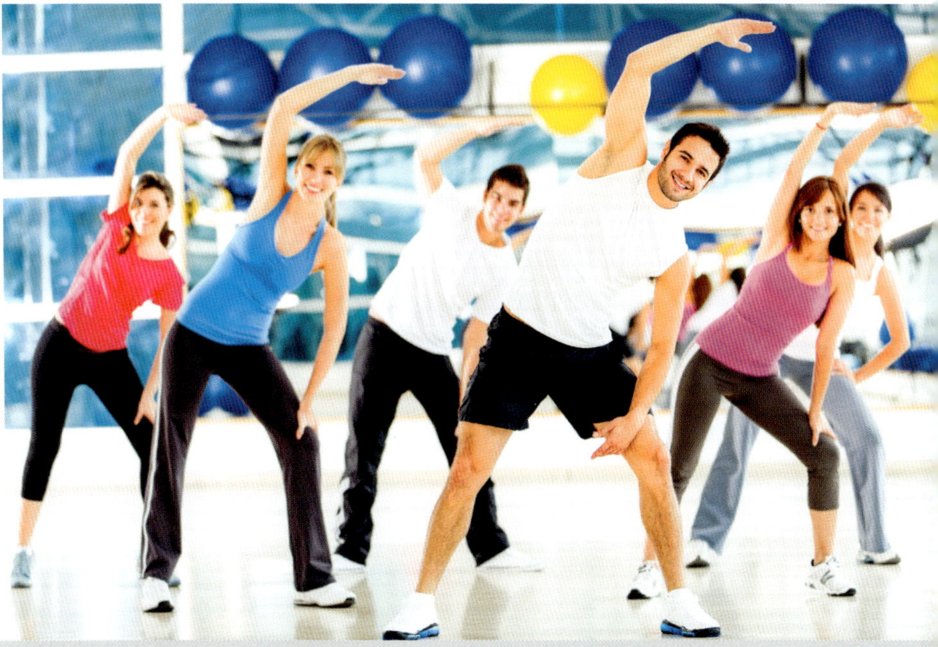

orts angeboten. Hat man die richtige Übungsausführung erst einmal erlernt, kann man auch zu Hause trainieren.
Ausrüstung: In erster Linie benötigt man Sportschuhe, die Fuß und Knöchel bei den schnellen Schrittfolgen stützen, da man hierbei leicht umknicken kann. Außerdem sollten Sie beim Training bequeme und gut sitzende Kleidung tragen. Diese sollte atmungsaktiv sein und locker genug sitzen, aber auch nicht zu eng sein, um den Körper beim Training nicht zu behindern.

Tanzen

Schon immer haben sich Menschen zur Musik bewegt. Tanz ist daher eine sehr archaische Form der Bewegung, die den Menschen in seiner Gesamtheit fordert. So wird dabei die Kreativität gefördert, der Gleichgewichts- und Orientierungssinn geschult und Körper und Seele werden gestärkt.
Positive Wirkungen: Die rhythmischen Schritte, Schwünge und Drehungen beim Tanzen stärken den Muskeltonus und sind für die gesamte Wirbelsäule ein ausgezeichnetes Training. Tanz stärkt die Muskeln und Bänder entlang der Wirbelsäule, da hierbei neben den großen auch die vielen kleinen Rückenmuskeln arbeiten müssen, um die Balance zu halten. Gleichzeitig wirkt Tanzen auch positiv auf die Psyche. So wird er häufig auch zu therapeutischen Zwecken genutzt, um verborgen liegende Konflikte zu lösen und die gegebenenfalls damit einhergehenden Symptome wie Kopf- und Rückenschmerzen zu lindern. Nicht zu vergessen ist die positive Wirkung, die der Tanz auf die Stimmung aus-

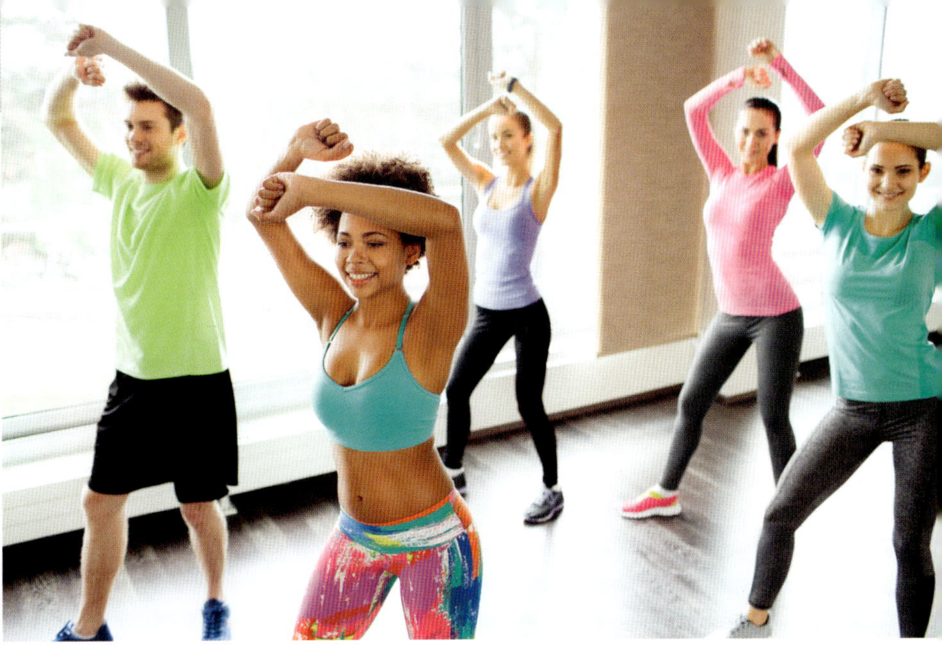

übt: Tanzen allein, in der Gruppe oder zu zweit bringt Spaß, gute Laune und Ausgelassenheit.

Das müssen Sie können: Tanzen kann eigentlich jeder. Wie bei Low-Impact-Aerobic geht es hierbei um rhythmische Bewegungen. Sie sollten daher Spaß an koordinierter Bewegung zur Musik haben.

Ausrüstung: Die richtige Bekleidung und das passende Schuhwerk spielen auch bei dieser Sportart eine wichtige Rolle. Beides richtet sich jedoch nach der Art des ausgeübten Tanzes. So entsprechen beispielsweise Paartanzschuhe anderen Anforderungen als solche für Tanzsportarten, die alleine praktiziert werden. Für Kleidung wie für Schuhe gleichermaßen gilt jedoch stets, dass sie gut sitzen und aus atmungsaktiven Materialien gefertigt sein sollten, die den Schweiß an die Umgebung abgeben. Die Schuhe sollten außerdem die Füße und Knöchel stützen, um möglichst vor Zerrungen und Bänderrissen zu schützen.

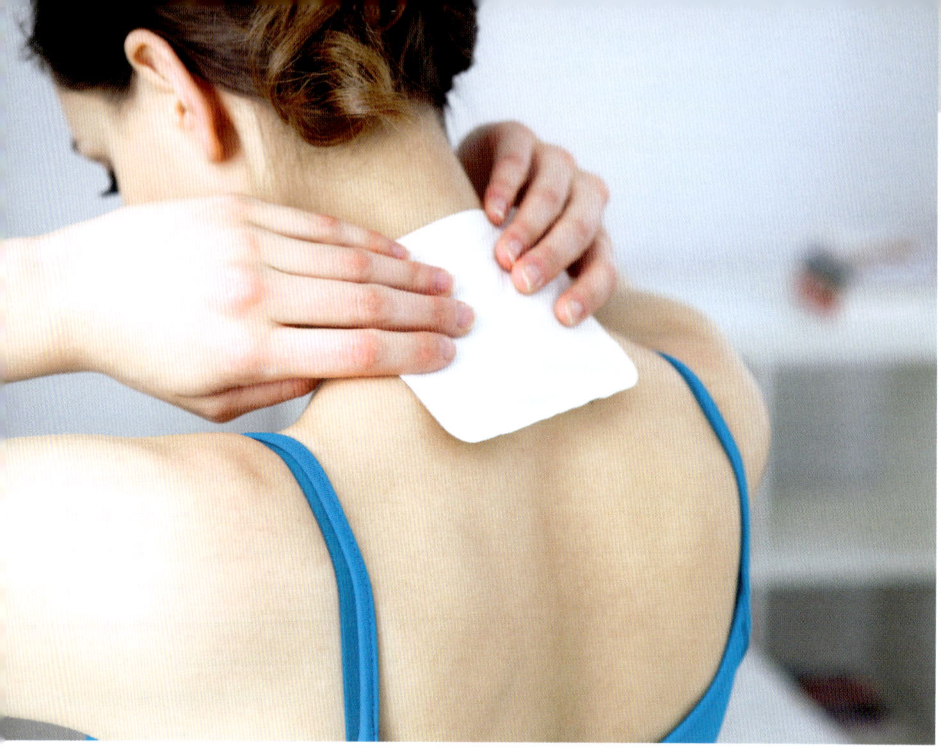

Hilfe durch Selbstbehandlung

Wenn Sie unter leichten Rückenbeschwerden leiden, können Sie oftmals auch selbst Abhilfe schaffen. So gibt es bei akuten Schmerzzuständen viele Möglichkeiten der Selbstbehandlung, um plötzlich auftretende Rückenbeschwerden zu lindern. So versprechen beispielsweise Rotlichtanwendungen, Einreibungen mit speziellen ätherischen Ölmischungen oder Latschenkiefertinkturen Linderung. Darüber hinaus können Ihnen auch die im Folgenden beschriebenen Anwendungen helfen, die in Bezug auf ihre schmerzlindernden Eigenschaften besonders vielversprechend und von hoher therapeutischer Wirkung sind.

Thermische Anwendungen

Heiß oder kalt – was hilft bei akuten Rückenbeschwerden am besten? Auf den ersten Blick sind es Wärmebehandlungen, die den Schmerz am besten zu lindern vermögen. Doch nicht immer ist Wärme wirklich hilfreich. Manchmal kann sie auch schaden. Gerade wenn die Schmerzursache auf eine Entzündung zurückzuführen ist, wirken kalte Wickel oder Eisbeutel wohltuender.

Die Kältetherapie

Die Kältebehandlung, die sogenannte Kryotherapie, beinhaltet z. B. kühle Moorpackungen, Alkoholumschläge oder Kaltlufttherapie, bei der ein kalter Luftstrom oder gasförmiger Stickstoff gezielt auf den Entzündungsherd gerichtet wird. Auch ein Aufenthalt in der Kältekammer kann schmerzlindernd und entzündungshemmend wirken. Wer akute Beschwerden schnell behandeln möchte, dem helfen oft auch einfach kalte Auflagen und Kompressen. Diese werden beispielsweise abwechselnd auf Nacken und Stirn gelegt.
Das Geheimnis der Kältewirkung: Die Nervenenden werden blockiert und damit eine Schmerzweiterleitung unmöglich gemacht. Die Kälte besitzt dadurch den gleichen Effekt wie eine Betäubung. Zudem werden entzündliche Reaktionen verlangsamt, da sich durch die Kälte die Blutgefäße zusammenziehen, die Durchblutung verringert und so der Stoffwechsel verlangsamt wird.

Die Wärmetherapie

Bei stressbedingten Rückenbeschwerden oder verkrampfter Muskulatur ist Wärme immer noch das beste Mittel, um Schmerzen zu lindern und die Muskulatur zu lockern. Wärme erweitert die Blutgefäße, die erwärmte Muskulatur wird besser durchblutet und die Abwehr wird gestärkt. Gezielte Wärmebehandlungen der betroffenen Stellen können sogar einen Verzicht auf Schmerzmittel oder zumindest deren Reduktion bewirken. Beliebte Selbsttherapien mit Wärme sind dabei folgende:

Sauna: Gezieltes Schwitzen in der Sauna kann bei Rückenbeschwerden wahre Wunder bewirken. Das Immunsystem wird gestärkt, Schlacken werden abgebaut und die Muskulatur wird durch die Hitzeeinwirkung gut durchblutet und

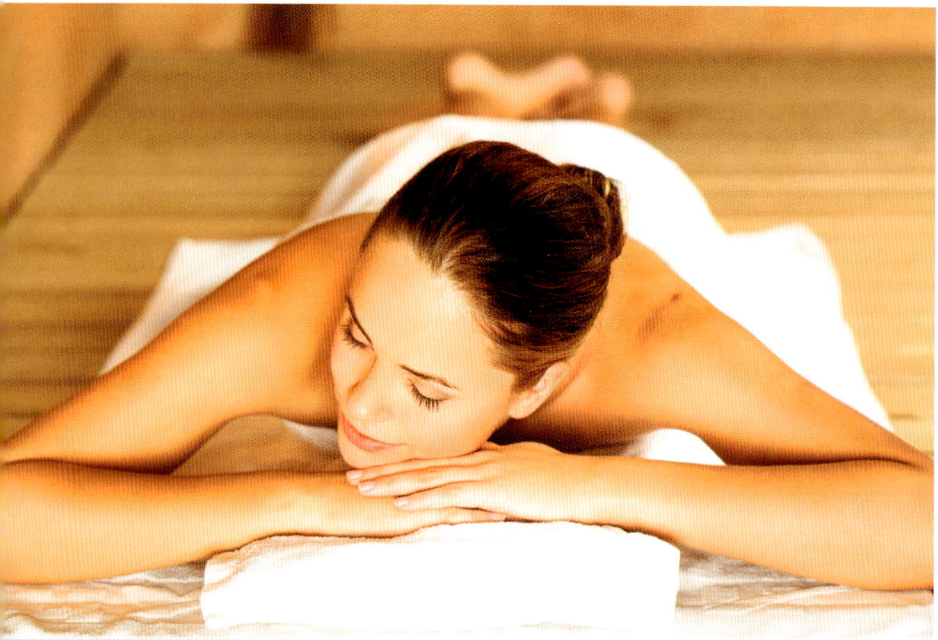

Vorsicht!

Die hier vorgestellten Arten der physikalischen Therapien vermögen zu unterstützen und vorbeugend zu wirken. Bitte bedenken Sie jedoch, dass sie keinesfalls einen Arzt und/oder Physiotherapeuten ersetzen können!

entspannt. Nirgendwo lässt sich außerdem der Stress des Alltags besser vergessen als in der Sauna – und ein entspannter Rücken schmerzt viel weniger.

Fango: Der heilende Schlamm wird mittels Bad, Packung oder Umschlag aufgebracht und ist sozusagen ein „Allheilmittel". Denn er hilft bei vielen Beschwerden, die den Rücken, den gesamten Muskelapparat und die Gelenke betreffen. So hat sich das Naturprodukt aus Vulkangestein bei rheumatischen Erkrankungen, Neuralgien, Wirbelsäulen- und Gelenkerkrankungen, Arthrose und Bandscheibenleiden bewährt. Doch der Mineralschlamm kann noch mehr: Fango enthält entzündungshemmende Glykolipide, die entzündliche Prozesse abmildern oder zum Stillstand kommen lassen können.

Naturmoor: Während Fango aus gemahlenem Vulkangestein besteht, kommt Naturmoor aus den Moorgebieten. Es wird dort gestochen und wie Fango als Bad oder Packung angeboten, häufig aber auch als Naturmoorkompresse. Wie Fango besitzt auch Naturmoor ein breites Anwendungsspektrum, wie z. B. Verspannungen, Hexenschuss, Rückenschmerzen, Ischias und rheumatische Beschwerden.

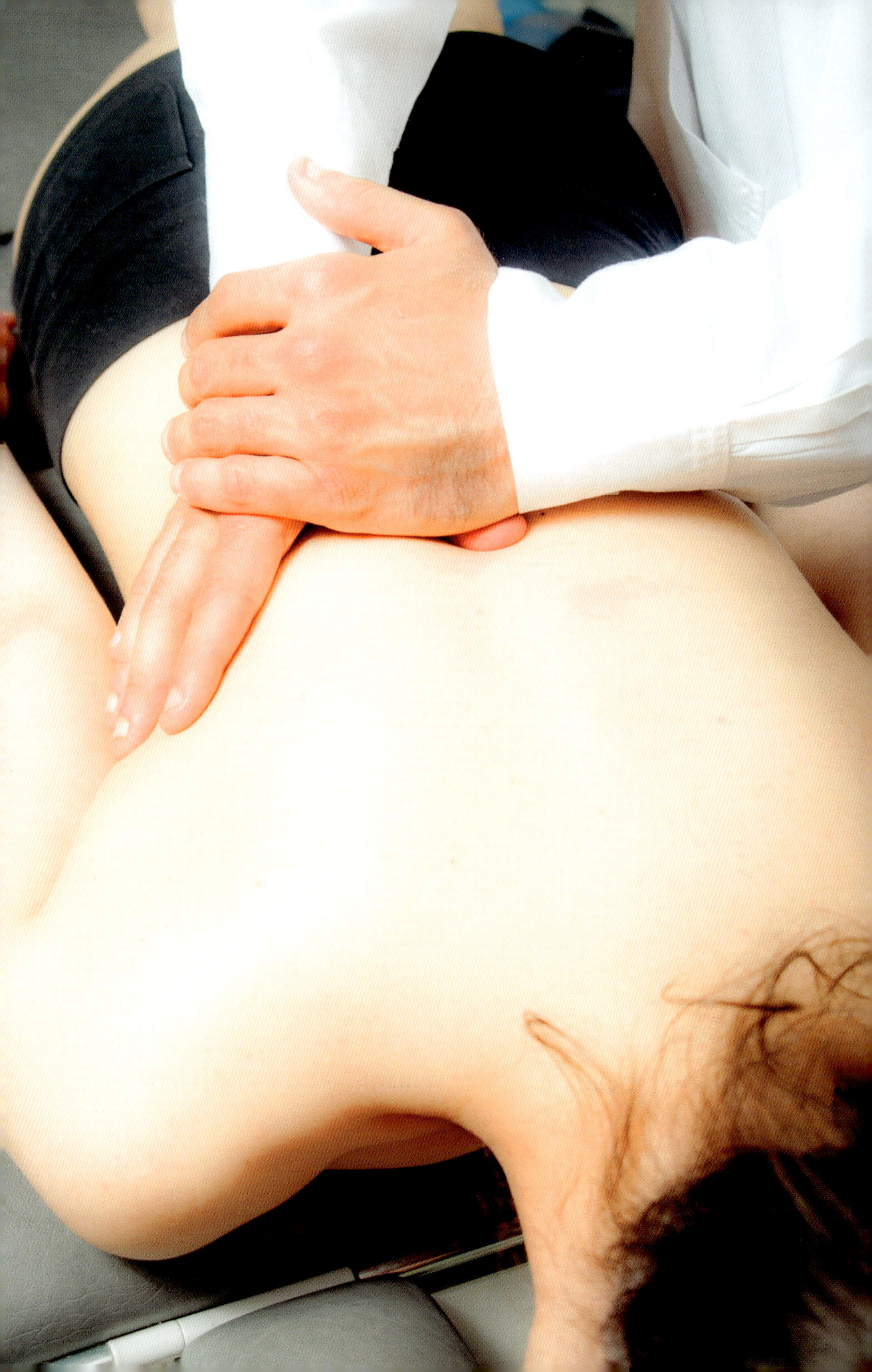

Massagen

Massagen können Muskelverspannungen lockern und sogar Verhärtungen und Verdickungen der Muskelstränge, sogenannte Myogelosen, auflösen. Körperliche, seelische und energetische Blockaden lösen sich und das Nervensystem beruhigt sich. Anspannungen können so abgemildert oder ganz zum Verschwinden gebracht werden. Die Arten der Massagen sind dabei sehr vielfältig: Von der klassischen Sportmassage über fernöstliche Massagetechniken bis hin zu Fußreflexzonenmassagen und Druckmassagen gibt es hier ein vielseitiges Angebot. Welche Art der Massage am besten zu Ihnen passt, sollten Sie mit Ihrem Arzt oder Therapeuten besprechen. Zu den Massagen, die Sie auch selbst ausführen können, gehören die folgenden Beispiele.

Wassermassage mit Brausestrahl

Viele moderne Duscharmaturen haben einen Brausekopf, an dem sich der Wasserstrahl in verschiedenen Stärken einstellen lässt. Auch in den Nassräumen von Saunen und Dampfbädern gibt es spezielle Massageduschen. Der Massagestrahl eignet sich besonders gut, um die Hautdurchblutung anzuregen und die Muskulatur „weichzukneten“. Achten Sie jedoch darauf, dass er nicht zu hart ist, damit es – vor allem an empfindlichen Körperpartien wie am Bauch oder an der Brust – nicht zu feinen Gewebeverletzungen kommt. Auch sollte das Wasser nicht zu kalt und nicht zu heiß sein. Am besten geeignet ist eine Temperatur um die 25 bis 30 Grad.

Trockenmassage

Eine Trockenbürstenmassage ist sehr effektvoll und kommt ebenfalls mit nur wenigen Hilfsmitteln aus. Alles, was Sie hierzu benötigen, ist eine gute Massagebürste oder ein Massagehandschuh – je nachdem, was Ihnen mehr zusagt. Machen Sie sich das Trockenbürsten zur täglichen Gewohnheit, z. B. einmal morgens und einmal abends. Trockenbürsten fördert nicht nur die Entspannung, sondern wirkt sich auch positiv auf den Stoffwechsel und die Durchblutung aus. Folgendermaßen gehen Sie dabei am besten vor:

- Verwenden Sie eine nicht zu harte Bürste mit Kunststoff- oder Naturborsten oder einen Luffa-Handschuh.
- Beginnen Sie am rechten Fuß und massieren Sie das Bein mit langsamen, kreisenden Bewegungen bis zur Hüfte. Verfahren Sie genauso beim linken Bein.
- Nun massieren Sie auf gleiche Weise den rechten und den linken Arm. Achten Sie darauf, dass Sie immer von

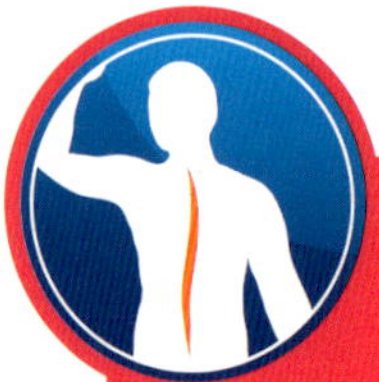

Massage braucht Zeit

Am besten wirkt eine Massage am Morgen oder am Abend nach der Körperreinigung. Nehmen Sie sich dazu auf jeden Fall Zeit! Denn eine nur flüchtig ausgeführte oder oberflächliche Massage bringt nur wenig – vor allem für Ihre Seelenlage. Gönnen Sie Ihrem Massageprogramm also etwas mehr Aufmerksamkeit und planen Sie eine halbe bis Dreiviertelstunde dafür ein. Sie werden sehen: Es lohnt sich! Denn danach fühlen Sie sich in Ihrer Haut bestimmt viel wohler.

der Peripherie aus zum Herzen hin bürsten, da auf diese Weise die Blutzirkulation in den Gefäßbahnen optimal gefördert wird.

- Nun kommen Gesäß und Bauch dran. Wer viel sitzt, darf den Po ruhig fester massieren, damit die Durchblutung hier richtig in Schwung kommt. Am Bauch hingegen sollten Sie etwas vorsichtiger sein, vor allem wenn Sie empfindlich sind oder unter Verkrampfungen leiden. In diesem Fall dürfen die Massagereize anfangs nur ganz leicht sein, später aber je nach Befindlichkeit und Verträglichkeit vorsichtig gesteigert werden.

Akupressur und Akupunktur

Die Akupressur ist aus der Traditionellen Chinesischen Medizin hervorgegangen. Bei der Punktmassage wird ein stumpfer Druck auf bestimmte Stellen des Körpers ausge-

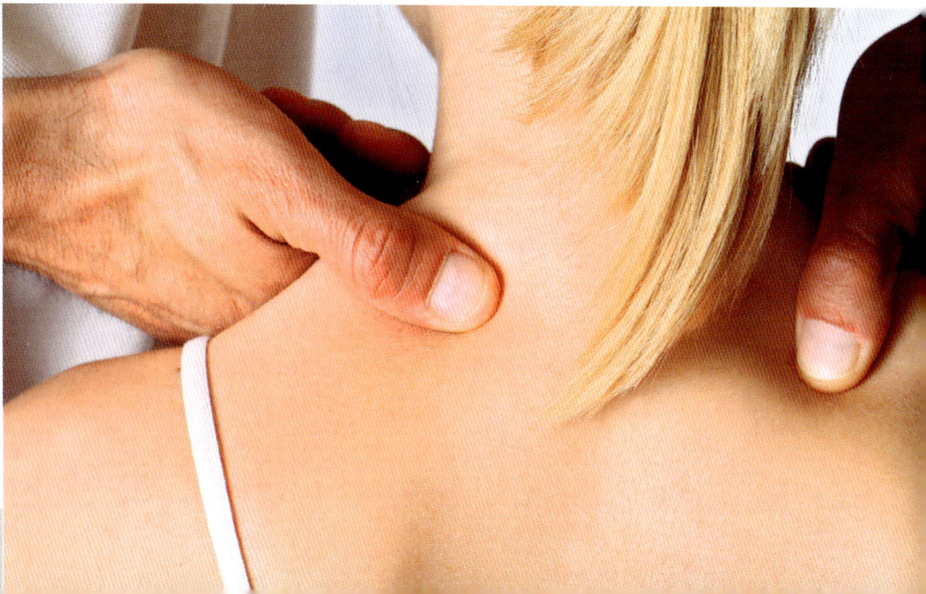

übt, indem man die schmerzenden Punkte eine Zeit lang mit den Fingerkuppen drückt oder massiert. Dabei werden die Leitbahnen des Körpers, die sogenannten Meridiane, stimuliert. Die Meridiane sind den einzelnen Organen zugeordnet und bilden ein weitverzweigtes Netz im Inneren des Organismus und unter der Haut. Über diese Leitbahnen werden Informationen von der Haut zu den Organen und von den Organen zur Haut transportiert. Die Stimulation der Energiebahnen regt die Selbstheilungskräfte des Körper an. Nerven und Muskeln entspannen sich, sodass eine krampflösende und schmerzlindernde Wirkung eintritt.

Ähnlich funktioniert auch die Akupunktur. Die Meridiane werden hierbei allerdings nicht durch Fingerdruck, sondern durch Nadeln stimuliert. Hierdurch kann die Organfunktion beeinflusst und so der Energiefluss des Körpers harmonisiert werden. Während Akupunktur jedoch aus-

Akupressur – bewährt und wirksam

In China gehört die Akupressur zu den alltäglichen Gesundheitsmaßnahmen, die jeder Mensch beherrscht. So wie man bei uns z. B. gegen Kopfschmerzen eine Tablette einnimmt, behandelt man sich in China hierbei mit Akupressur. Bis vor nicht allzu langer Zeit wurde die Behandlung über die Meridiane als nicht erwiesene Medizintheorie abgetan. Heute ist man anderer Meinung. In Studien wurde gezeigt, dass es die Meridiane wirklich gibt und dass sich durch die Akupressur tatsächlich viele Krankheiten und Schmerzprozesse beeinflussen lassen.

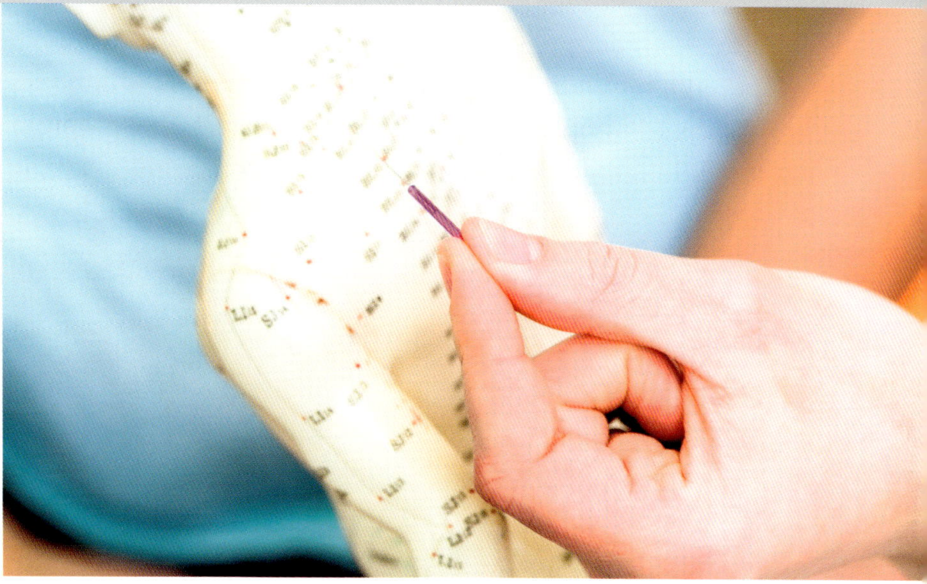

schließlich von ausgebildeten Fachkräften durchgeführt werden sollte, eignet sich die Akupressur sehr gut zur Selbstbehandlung.

Mentaltechniken

Stress, Hektik und die oft mangelnde Möglichkeit zum Rückzug sind in unserer heutigen Leistungsgesellschaft allgegenwärtig. Und sie prägen auch unseren Gesundheitszustand mit. Dass diese Form der psychischen Dauerbelastung nicht ohne Spuren bleibt und langfristig zahlreiche körperliche Beschwerden hervorrufen kann, ist leicht nachvollziehbar. Nach amerikanischen Schätzungen sind bis zu 80 Prozent aller Krankheiten psychosomatischer Natur. Das zeigt auf, wie sehr Seele und Körper miteinander

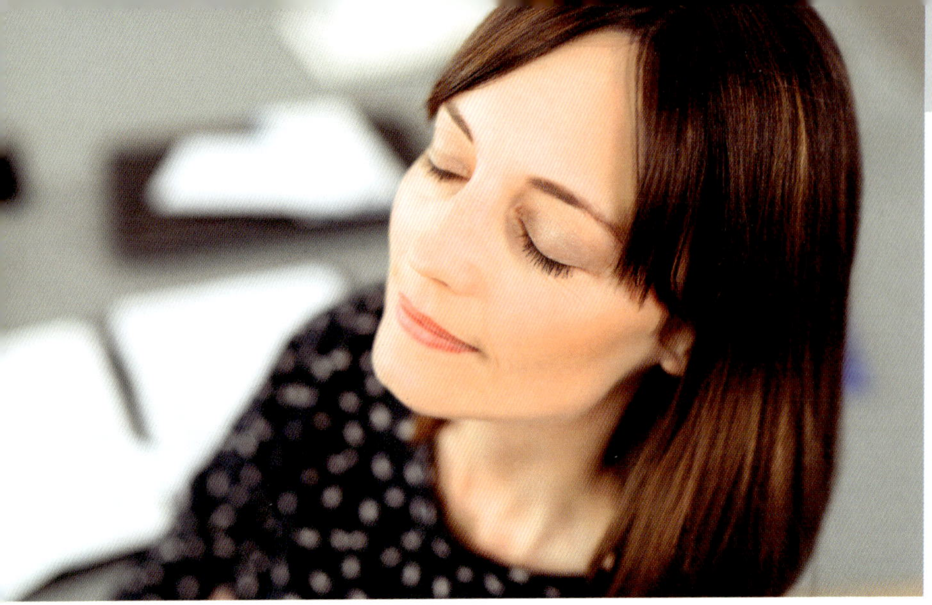

verknüpft sind und sich gegenseitig beeinflussen. Das Wissen um die Körper-Seele-Beziehung kann man aber auch positiv für sich nutzen und auf dem Weg über die Psyche körperliche Störungen lindern.
Ein Mittel hierfür sind Mentaltechniken. Sie können das Schmerzempfinden erheblich beeinflussen oder gar vollständig auflösen. Mentaltechniken sind in erster Linie Übungen, die eine bestimmte Geisteshaltung vermitteln sollen und durch die ein Ziel – etwa Schmerzlinderung oder Schmerzfreiheit – erreicht werden soll. Mithilfe von Gedanken und Gefühlen, ausgelöst durch innere Bilder, wird dabei der Bewusstseinszustand beeinflusst. Durch eine Art „Umprogrammierung" unseres Geistes werden Schmerzen, die sonst unsere Gedanken beherrschen und uns die Energie rauben, von unserer Konzentration abgezogen und damit abgemildert oder ganz zum Verschwinden gebracht. Forschungen über Mentaltechniken haben gezeigt, dass Gedanken und Gefühle tatsächlich Auswirkungen auf die phy-

siologischen Abläufe in unserem Körper haben, und zwar aus verschiedenen Gründen: Sie ändern langfristig unsere Einstellung zu uns selbst und zu unserem Umfeld, unsere Handlungsweisen und damit unser Leben im Alltag.
Es gibt verschiedenste Möglichkeiten, Geist und Seele – und damit Gedanken und Gefühle – zu beeinflussen und zu verändern. Lernen Sie im Folgenden drei sehr wirkungsvolle Methoden kennen, die auch in Schmerzzentren häufig angeboten werden.

Biofeedback

Diese Entspannungstechnik arbeitet mithilfe eines speziellen medizinischen Geräts. Dabei messen Sensoren Körperfunktionen, die wir normalerweise nicht bewusst wahrnehmen, wie z. B. die Herzfrequenz, den Hautwiderstand oder die Muskelspannung. Die Messergebnisse werden von einem Rechner verarbeitet und dann entweder über einen Monitor optisch dargestellt oder in Töne und Geräusche transformiert, also zu akustischen Signalen verarbeitet.

Spezialisten für Biofeedback

Biofeedback wird von verschiedenen Ärzten, Heilpraktikern, Ergotherapeuten und Psychologen angeboten. Adressen finden Sie z. B. bei der Deutschen Gesellschaft für Biofeedback e. V. (www.dgbfb.de) oder bei der Österreichischen Gesellschaft für Biofeedback und Psychophysiologie (www.austria-biofeedback.at).

Auf diese Weise kann der Patient diese Abläufe in seinem Körper ganz bewusst erleben. Über ein Rückkopplungssystem (Feedback) lernt er dann, sie willentlich zu beeinflussen und zu kontrollieren. Bis die ersten Erfolge eintreten, d. h., bis der Patient gezielt bestimmte Regulationsmechanismen seines Körpers beeinflussen kann, ist eine längere Trainingsdauer nötig. Nach ungefähr 15 Sitzungen ist er dann so weit, dass er die Entspannungstechnik auch ohne Gerät einsetzen kann.

Biofeedback ist gut geeignet, um stressbedingte Verspannungen zu lösen, Angstzustände abzubauen und Schmerzen zu lindern oder gar zu beseitigen. Klinische Studien belegen die Wirksamkeit dieser Methode bei Rückenschmerzen, aber auch bei Spannungskopfschmerzen, Migräne und verschiedenen anderen Schmerzzuständen.

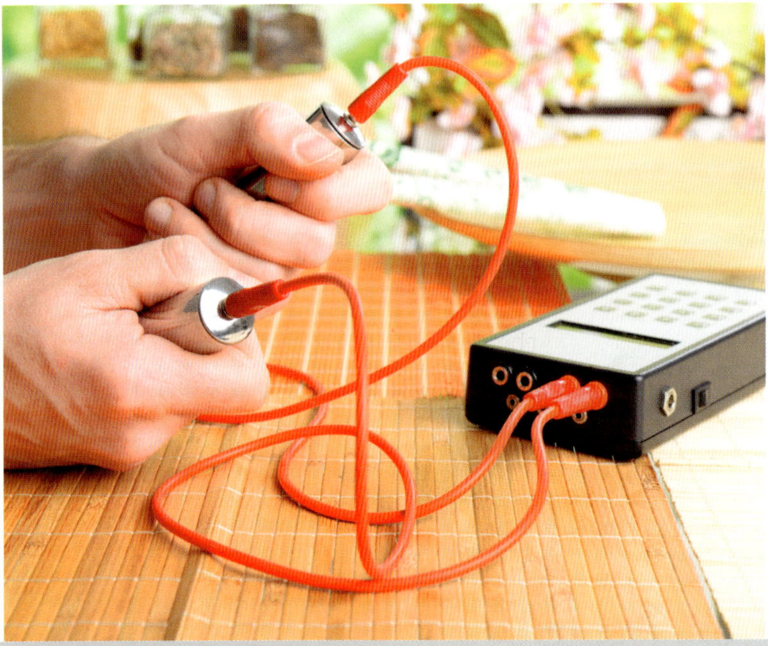

Visualisierung

Die Visualisierungsmethode ist eine mittlerweile immer häufiger angewendete Technik, um die Heilung von körperlichen Krankheiten und Störungen zu unterstützen. So wird sie nicht nur bei Rückenbeschwerden, sondern beispielsweise auch in der Krebstherapie teilweise mit gutem Erfolg als ergänzende Maßnahme eingesetzt. Diese Technik arbeitet mit der bildlichen Vorstellungskraft. Man stellt sich hierbei besonders angenehme und schöne Situationen vor. Begeben Sie sich beispielsweise auf einer Fantasiereise an einen Traumstrand, an dem Sie Sonne, Wasser und Wellenrauschen wahrnehmen. Versuchen Sie dann, diese positiven Energien einzufangen und in den Körper einfließen zu lassen, damit sie dort ihre heilende Wirkung entfalten können.

Wenn man in dieser Technik sehr geübt ist, kann man die Kraft und Energie auch gezielt an einen Krankheitsherd wie etwa eine Verspannung oder eine entzündliche Veränderung an den Gelenken schicken.

Autosuggestion

Diese Methode arbeitet mit formelhaften Sätzen, um einen gewünschten Zustand zu erreichen. Hierüber soll die Autosuggestion eine optimistische Denkhaltung und in der Konsequenz auch ein gutes Körpergefühl vermitteln. Ein Beispiel: Wer morgens nach dem Aufstehen beim Blick in den Spiegel denkt: „Oh, wie furchtbar sehe ich heute wieder

Wünsche und Ziele erreichen

Nicht nur das persönliche Wohlbefinden bei Rückenleiden können Sie durch Autosuggestion positiv beeinflussen. Auch Ihre persönlichen Ziele und Wünsche können Sie auf diese Weise Ihrer Psyche suggerieren, z. B. „Ich werde die Prüfung mit Auszeichnung bestehen." oder „Diesen Job bekomme ich."

aus!", wird den Tag sicher schlechter verleben als jemand, der seinem Spiegelbild Schönheit und eine fröhliche Ausstrahlung abgewinnen kann. Die Autosuggestion ist in jeder Alltagssituation anwendbar – beim eben erwähnten Blick in den Spiegel ebenso wie beim Autofahren, im Gespräch mit anderen oder beim abendlichen Zubettgehen.

Kreieren Sie hierfür einfach Ihre persönlichen Suggestionsformeln wie z. B. „Mir geht es gut.", „Ich fühle mich wohl." Oder „Ich habe Kraft für meine Arbeit." Halten Sie Ihre Suggestionssätze immer möglichst einfach und kurz, vermeiden Sie unbedingt negative Formulierungen. Sagen Sie sich also nicht „Ich bin nicht mehr gestresst", sondern „Ich bin entspannt". Wiederholen Sie diese Formeln so oft wie möglich.

Meditation

Diese Methode ist bewährt, um spirituelle Erfahrungen zu sammeln, sein Bewusstsein zu erweitern und die Selbstheilungskräfte des Körpers und der Seele zu wecken. Der

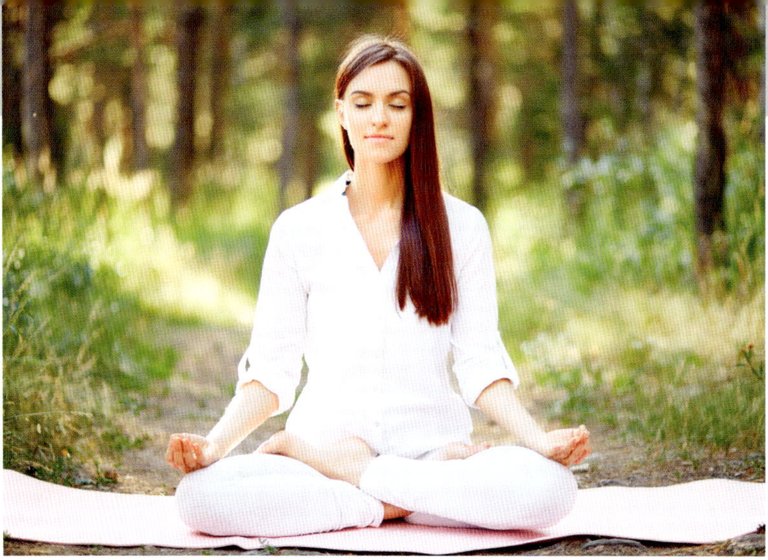

Begriff lässt sich auf das lateinische Wort „meditatio" zurückführen, was so viel bedeutet wie Nachdenken, abgeleitet vom lateinischen „medius" (Mitte) wird er auch in der Bedeutung von „zur Mitte ausrichten" verwendet.
Die Technik der inneren Stille oder auch der tiefen Entspannung geht auf eine jahrtausendealte Tradition zurück und wird in vielen Kulturen praktiziert. Ihre religiösen Wurzeln hat die Meditation jedoch vor allem im fernöstlichen Raum, also besonders im Hinduismus, Buddhismus und Taoismus. Dort besitzt sie eine ähnliche Bedeutung wie das Gebet im Christentum. Durch den Zustand wacher, aber sehr tiefer Stille können sich die Gedanken ordnen, und der Geist vermag zur Ruhe zu kommen.
Dass Meditation tief greifende Veränderungen im Organismus bewirkt, geistige Neuorientierungsprozesse in Gang setzt und auf diese Weise die Sichtweisen der Menschen zu verändern vermag, ist mittlerweile wissenschaftlich bewiesen. So zeigten Untersuchungen eines amerikanischen Forscherteams der Harvard-Universität, dass Meditation und

Gebet Auswirkungen auf Größe und Aktivität des Gehirns haben. Durch die meditative Versenkung werden laut der Forscher Gebiete im menschlichen Gehirn verändert, die für die kognitive und emotionale Verarbeitung und für das Wohlbefinden zuständig sind. Auch auf Schmerzprozesse nimmt Meditation einen günstigen Einfluss, denn der Übende gelangt dabei nicht nur in einen tiefen Entspannungszustand, sondern beeinflusst dabei auch bestimmte Gehirnareale, die für die Schmerzwahrnehmung zuständig sind.

Entspannungstechniken

Neben den genannten Mentaltechniken gibt es weitere Praktiken, die insbesondere auf eine geistig-seelische Entspannung abzielen. Indem sich diese Entspannung auf das vegetative Nervensystem überträgt, treten organische Effekte ein, wie etwa eine Änderung der Gefäßspannung, eine verbesserte Durchblutung sowie eine Regulation der Herz- und Kreislauftätigkeit. Im Folgenden lernen Sie eini-

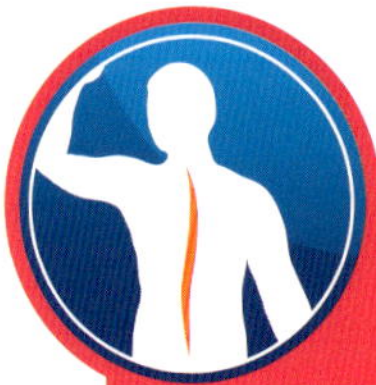

Entspannende Atemmeditation

Wenn sich der Meditierende beispielsweise auf seinen eigenen, spürbaren Atem konzentriert und diesen in jeden Winkel seines Körpers fließen lässt, hat dies einen höchst entspannenden Effekt. Im Zustand der Versenkung lösen sich Blockaden und Verspannungen, die Energie kann wieder frei fließen.

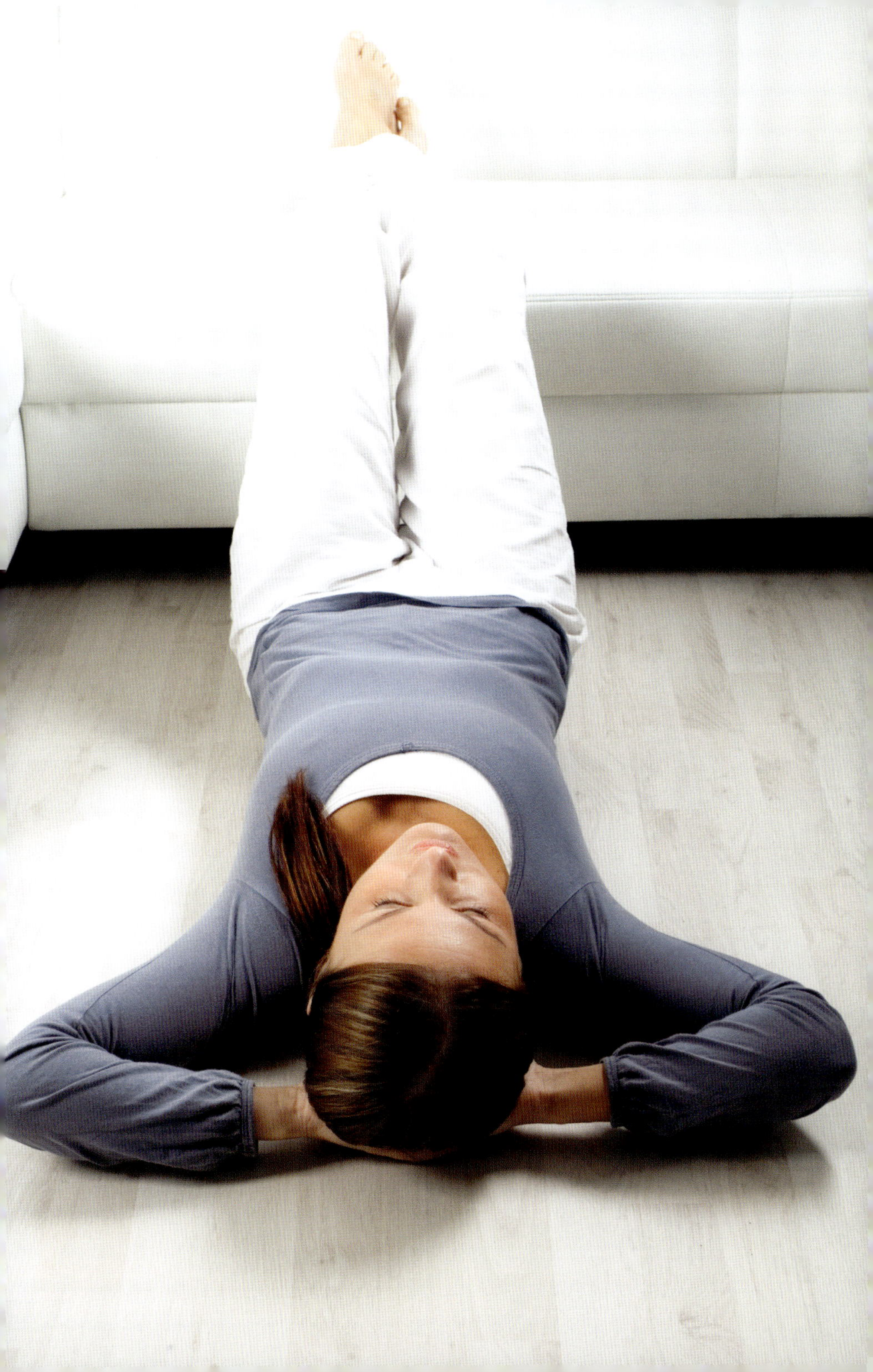

ge dieser Techniken kennen. Sie können Ihnen dabei helfen, Verspannungen und Blockaden zu lösen sowie Schmerzprozesse zu mildern.

Autogenes Training

Beim Autogenen Training lernen Sie, mithilfe festgelegter Formeln oder Sätze in einen Zustand tiefer Entspannung zu gelangen. Je nach Belieben können Sie das Autogene Training in einer der folgenden Positionen durchführen:

- im Liegen auf einer weichen, bequemen Unterlage
- in der „Kutscherstellung“: sitzend mit locker herabhängenden Armen und Schultern
- in Sitzen mit aufrechtem Kopf und den Händen an der Brust auf Höhe des Schlüsselbeins ruhend

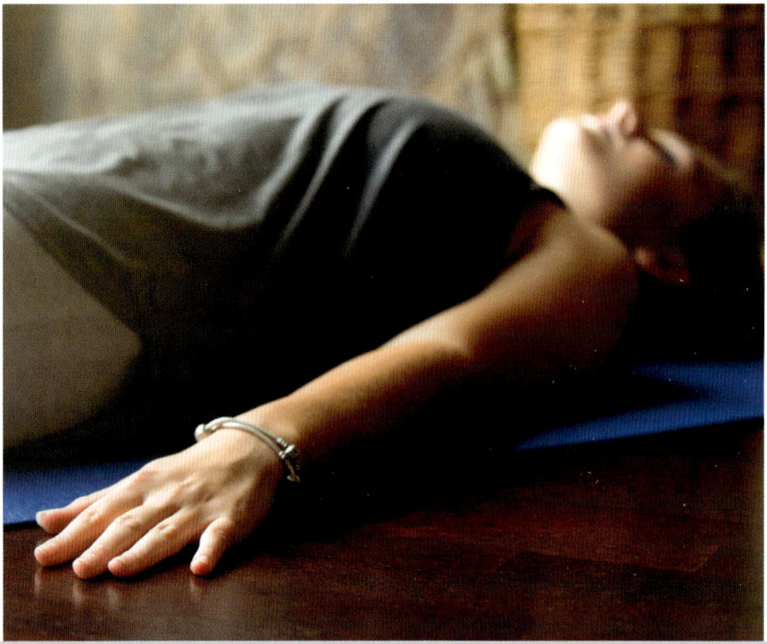

Schwereübung

Schließen Sie die Augen und sagen Sie sich gedanklich dreimal folgende Grundformeln vor:

- Mein rechter Arm ist angenehm schwer.
- Mein linker Arm ist angenehm schwer.
- Mein rechtes Bein ist angenehm schwer.
- Mein linkes Bein ist angenehm schwer.
- Mein ganzer Körper ist angenehm schwer.

Beginnen Sie dabei jeweils mit Ihrer dominanten Seite, bei Rechtshändern also mit der rechten, bei Linkshändern mit der linken Seite.

Zum Beenden der Übung führen Sie die „Zurücknahme" durch, um sich wieder zu aktivieren:

- Spannen Sie die Armmuskulatur an.
- Beugen und strecken Sie die Arme etwa zehnmal kräftig mit geballten Fäusten.
- Machen Sie zwei bis drei tiefe Atemzüge.
- Öffnen Sie die Augen.
- Dehnen und strecken Sie Ihren Körper.

Progressive Muskelentspannung

Etwa zu der Zeit, als in Deutschland das Autogene Training entstand, entwickelte in Amerika der Arzt und Physiologe Edmund Jacobson die Progressive Muskelentspannung (PME). Sie basiert auf der Beobachtung, dass zwischen seelischer Anspannung wie Angst oder Stress und der Verspannung bestimmter Muskeln ein Zusammenhang besteht. So ist es z. B. für ängstliche Menschen typisch, die

Schultern immer leicht angezogen zu halten, also den Kopf „einzuziehen". Diese Haltung bringt auf Dauer eine Verhärtung und Verspannung der Nackenmuskulatur und damit des gesamten Rückens mit sich. Doch die Wirkungsfolge „psychische Belastung – Muskelverkrampfung" kann durch Umkehrung auch Spannungsgefühle abbauen: Werden die Muskeln bewusst angespannt und dann wieder entspannt, hat dies auch einen entspannenden Effekt auf die Psyche. Dies erreicht man, indem man einzelne Muskelgruppen nacheinander anspannt und die Spannung jeweils ungefähr fünf Sekunden hält. In der Entspannungspause, die jeweils dazwischenliegt und etwa eine halbe Minute dauert, nimmt man genau wahr, welche Empfindungen in der jeweils gelockerten Muskelpartie entstehen – Kribbeln, Wärme oder angenehme Schwere. Wie bei anderen Entspannungstechniken gilt auch hier, dass die Wirkung immer schneller und stärker eintritt, je besser man die Methode eingeübt hat.

Atemübungen

Auch mit einer guten Atemtechnik können Sie zu tiefer Ruhe und Ausgeglichenheit kommen. Sie hilft Ihnen auch dabei, Ängste und Anspannungen zu lösen, und versorgt den Muskelapparat gleichzeitig optimal mit lebenswichtigem Sauerstoff. Folgendes sind einige Übungen hierzu:

Tiefe Bauchatmung

- Legen Sie sich entspannt auf den Boden, die Unterschenkel ruhen erhöht auf einem Hocker oder Stuhl.

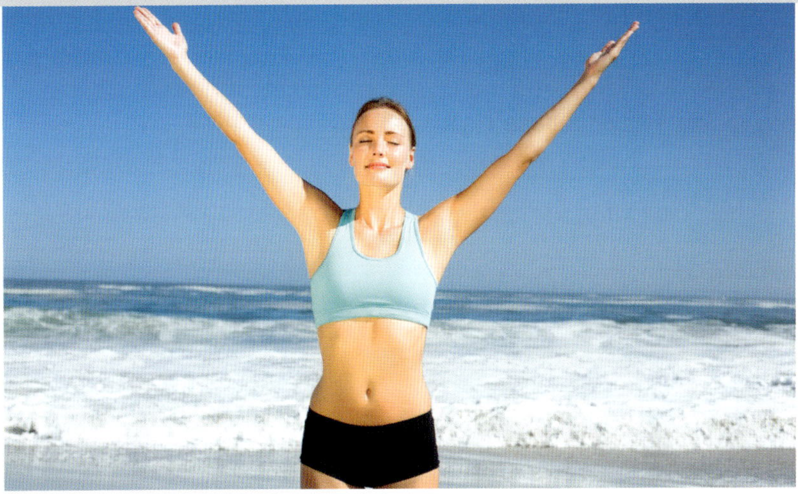

- Legen Sie drei Bücher unterhalb des Nabels auf den Bauch. Atmen Sie tief und ruhig. Spüren Sie, wie der Atem in den Bauch fließt und die Bücher hebt.
- Nehmen Sie jetzt ein Buch nach dem anderen herunter. Der Bauch fühlt sich immer leichter an, der Atem fließt freier.
- Legen Sie zum Schluss die Hände auf den Bauch und spüren Sie nun noch einmal der Atmung nach.

Brustkorbdehnung

- Lassen Sie im Stehen die Arme locker neben dem Körper herabhängen.
- Atmen Sie nun langsam und tief ein, führen Sie dabei die Arme dabei seitlich nach oben, bis sie die Form eines Ypsilons erreicht haben.
- Atmen Sie nun ganz langsam und gleichmäßig aus und lassen Sie dabei die Arme wieder in die ursprüngliche Position sinken.

Tiefe Brustatmung

- Stellen Sie sich hin und verschränken Sie die Hände in Nabelhöhe, die Handflächen zeigen nach oben.
- Während des Einatmens heben Sie nun die Hände bis auf Brusthöhe.
- Jetzt drehen Sie die Handflächen nach unten und atmen dabei ganz langsam aus.
- Die Hände wandern wieder in die Ausgangsposition zurück.

Yoga

Yoga ist eine etwa 3000 Jahre alte philosophische Lehre aus Indien, die unter anderem Körperübungen, Atemübungen, Reinigungs- und Konzentrationsübungen sowie Meditation und Selbsterforschung umfasst. Diente die reine

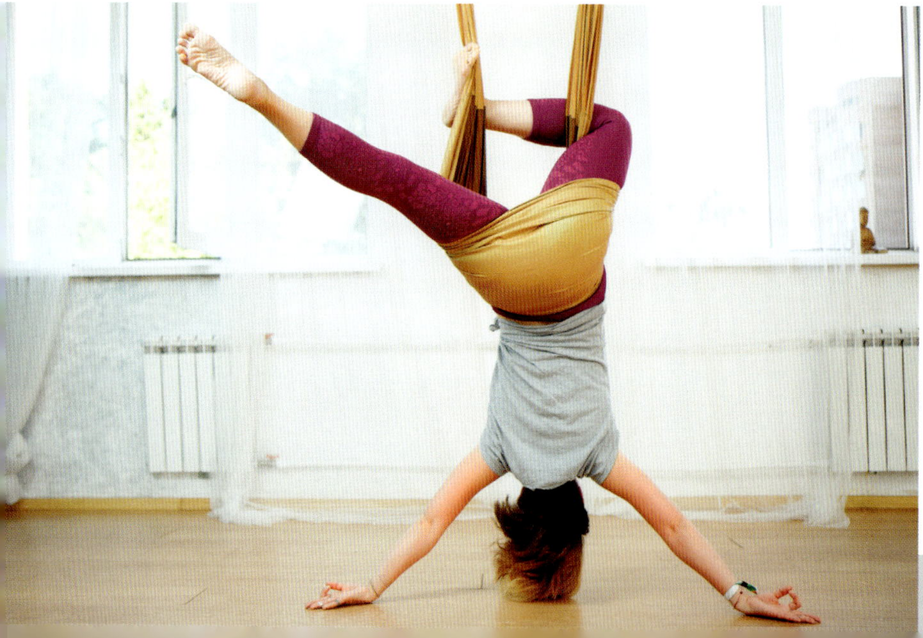

Aerial Yoga für den Rücken

Eine ganz neue Spielart des Yoga soll hier nicht unerwähnt bleiben: Das Aerial Yoga, das fast schon Akrobatik bietet. Wie der Name schon vermuten lässt, geht es hier in die Luft und Geübte können in der Schwerelosigkeit des Hammock, eines Seiltuches, ihre Kenntnisse vertiefen. Aerial Yoga ist ein ausgezeichnetes Ganzkörpertraining und hervorragend dazu geeignet, Erkrankungen des Rückens und der Wirbelsäule zu bessern oder ganz zu heilen.

und ursprüngliche Form des Yoga noch der Veränderung des Bewusstseins, der geistigen und der Befreiung von irdischen Bedürfnissen, steht heute oftmals der körperliche Aspekt im Vordergrund. Die entspannende Wirkung der Übungen wird dabei häufig als „angenehmer Nebeneffekt" gesehen. So schießen derzeit Yogaschulen wie Pilze aus dem Boden. Yoga hat sich als Königsdisziplin der Mental- und Entspannungstechniken inzwischen quer durch alle Gesellschaftsschichten hindurch etabliert. Woher aber kommt der große Erfolg der indischen Philosophie und Meditationskunst?

Aktive Körpermeditation

Anders als bei allen anderen Meditationstechniken geschieht Meditation im Yoga nicht primär durch den Geist, sondern vor allem auch durch den Körper. Die Asanas (Körperstellungen) sind dabei äußerer Ausdruck der inneren Haltung. Untrennbar mit den Asanas verbunden ist das Pranayama, die kontrollierte Atmung. Sie ist integraler Bestandteil des Yoga: Erst durch das Pranayama wird eine Übung zur Yogaübung. Der Atem wird im Yoga mit der Lebensenergie des Menschen gleichgesetzt. Asanas werden daher immer in Harmonie mit dem Pranayama ausgeübt. Diese Verbindung der geistigen mit der körperlichen Ebene hat eine positive Wirkung auf den Gesamtorganismus und das allgemeine Wohlbefinden.

Diese positive Wirkungsweise ist inzwischen auch wissenschaftlich beweisen: So belegen neueste Untersuchungen von Forschern an der University of Illinois, dass Yoga großen Einfluss auf unsere Gehirnaktivitäten und unsere Gehirnleistung sowie auf das vegetative Nervensystem hat. Die kontrollierte und bewusste Tiefenatmung während der Asanas sorgt für eine bessere Durchblutung der

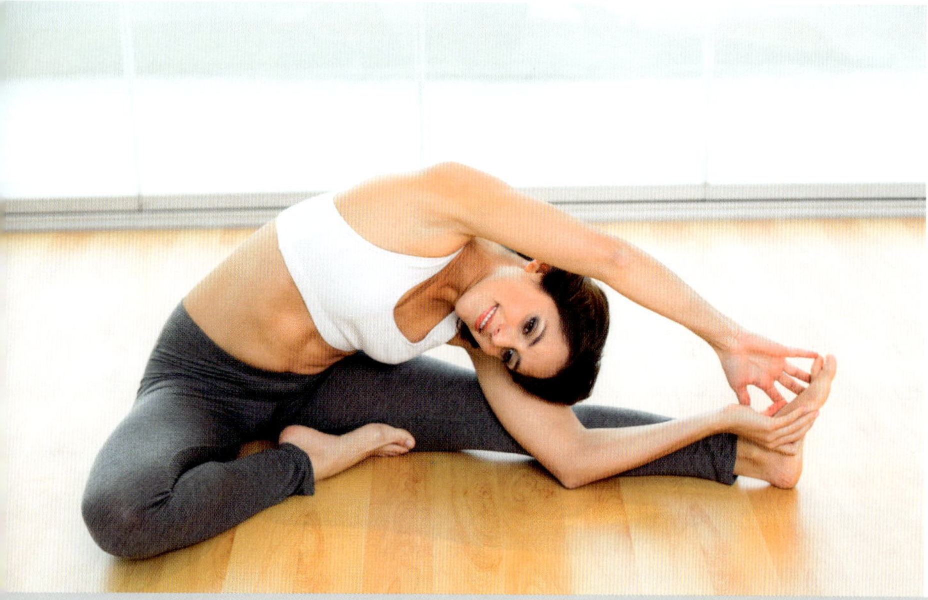

Organe und der Muskeln, als die bei anderen Sportarten der Fall ist. Selbst auf den Hormonhaushalt und das Immunsystem nimmt Yoga positiven Einfluss. Denn durch die wechselseitige Druckbelastung und -entlastung auf bestimmte Körperdrüsen wird das Hormonsystem des Körpers stimuliert.
Die Arbeit mit dem eigenen Körpergewicht stärkt außerdem die Muskelkraft und die Balancefähigkeit des Bewegungsapparats. Schon nach einer Übungswoche machen sich die positiven Auswirkungen des Yoga bemerkbar. Dies sind die wesentlichen Gründe, warum sich immer mehr Menschen dem Yoga zuwenden und die Übungen zu einem festen Bestandteil ihres Alltags werden lassen.

Yogaübungen zur Entspannung

Für alle, die bisher noch keine oder kaum Berührung mit Yoga hatten, hier drei Asanas (Yogaübungen), die sich besonders gut zur tiefen Entspannung eignen.

Der Fersensitz

Diese Übung löst Verspannungen im Körper und kräftigt gleichzeitig den Rücken:

- Sie sitzen auf beiden Fersen. Die Knie sind geschlossen, die Fersen zeigen nach außen und die großen Zehen liegen über Kreuz. Der Rücken ist dabei gerade (kein Hohlkreuz machen!). Ihre Hände liegen mit den Handflächen nach oben in Ihrem Schoß. Die rechte Hand liegt dabei in der linken.

- Verharren Sie in dieser Position so lange, wie es Ihnen guttut. Denken Sie dabei an etwas Angenehmes.

Das „eingerollte Blatt“

Diese Übung führt zu einer sanften Dehnung im Körper und hilft, Blockaden zu lösen, damit die Energie wieder ungehindert fließen kann.

- Begeben Sie sich in den Fersensitz, beugen Sie den Oberkörper langsam nach vorne und legen Sie die Stirn auf dem Boden ab.
- Strecken Sie nun Ihre Arme nach vorne aus. Schließen Sie die Augen und verharren Sie in dieser Position, bis Sie völlig zur Ruhe gekommen sind.

Der „Schwamm“

Diese Übung führt bei regelmäßiger Anwendung zu einer besonders starken Tiefenentspannung.

- Legen Sie sich ganz flach auf den Rücken. Die Beine sind ausgestreckt; die Arme ruhen ebenfalls gestreckt seitlich am Körper, die Handflächen zeigen nach unten.
- Bleiben Sie so lange liegen, bis Ihr Körper und Ihr Geist von tiefer Ruhe und Ausgeglichenheit erfüllt sind.

Qi Gong

Das Wort Qi Gong stammt aus dem Chinesischen und kann in etwa mit „Übung des Atems“ übersetzt werden. Über Jahrtausende hinweg wurde diese Volksheilkunst in China ge-

heimgehalten und nur in buddhistischen Klöstern gelehrt. Der Hauptinhalt des Übungssystems besteht in der Aktivierung des Qi. So wird in der chinesischen Philosophie und Medizin der Atem, im übertragenen Sinne auch die Lebensenergie, bezeichnet, die durch uns hindurch fließt.
Die Bewegungen im Qi Gong sind eine Mischung aus Gymnastik, Meditation und Kampfsport und werden im Zeitlupentempo ausgeführt, um die Konzentration auf Atem und Körper zu erhöhen. So sollen die Bewegungen stets langsam, sanft und fließend und nie stockend und ruckartig sein. Außerdem sollen sie nicht anstrengen, nicht belasten und auf keinen Fall in Leistungssport ausarten. Denn das liefe dem Denken der asiatischen Medizin und Philosophie vollkommen zuwider. Trotzdem ist eine gewisse Disziplin vonnöten, denn Qi Gong ist nur nutzbringend, wenn es regelmäßig durchgeführt und in den Alltag integriert wird.

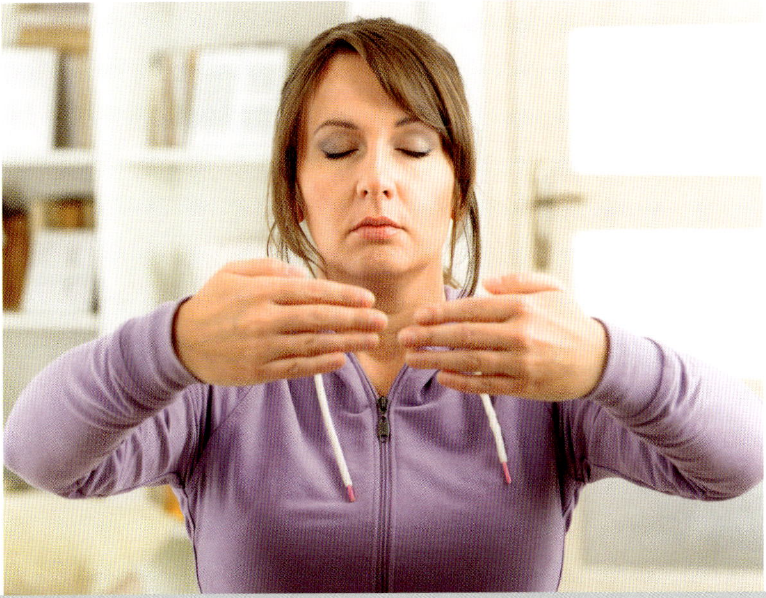

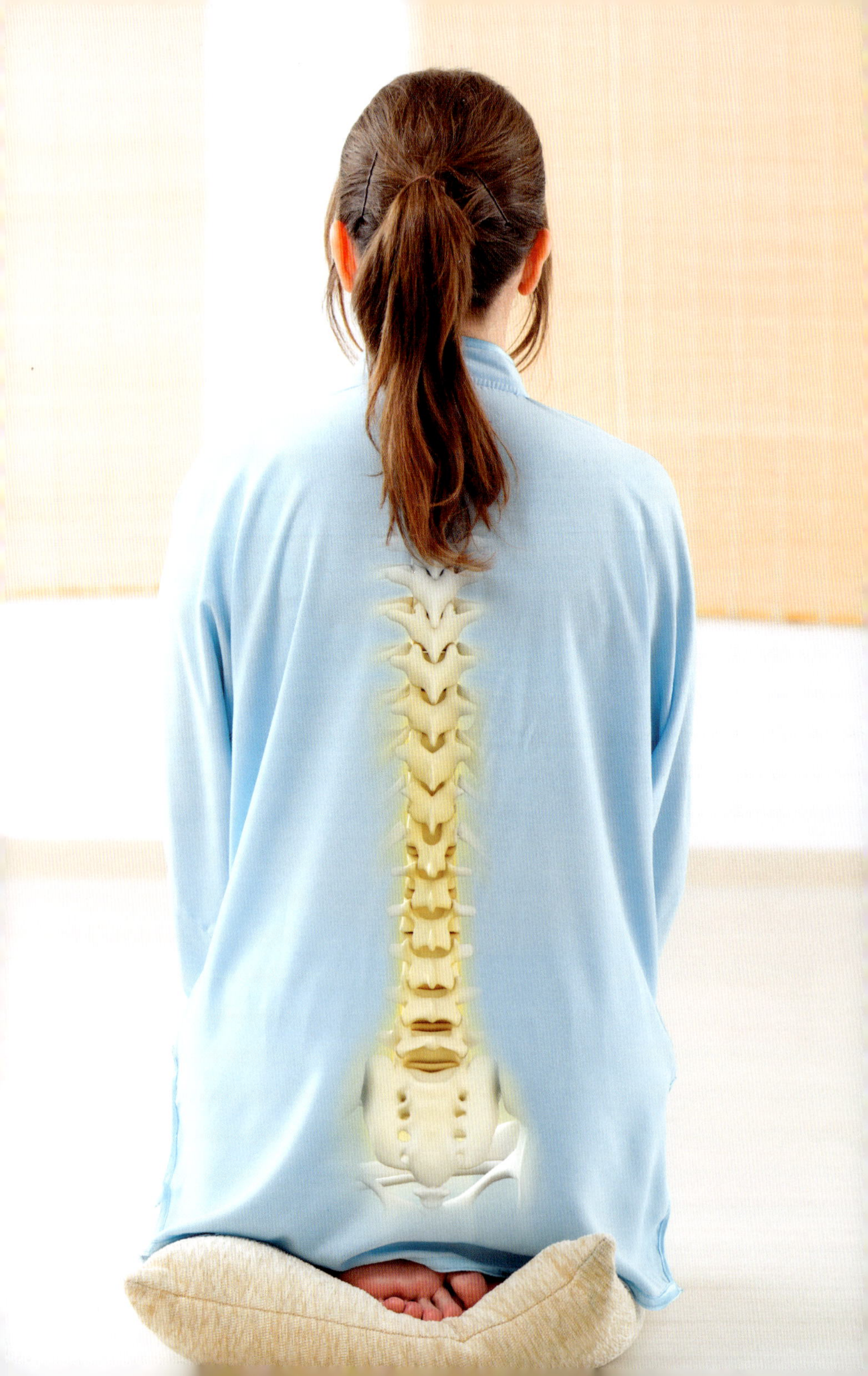

Wirkung des Qi Gong

In China ist eine Heilgymnastik wie Qi Gong immer gleichzeitig auch eine Atem- und Meditationsgymnastik. Sie wirkt also nach einem ganzheitlichen Prinzip und versorgt Körper, Geist und Seele gleichermaßen mit positiver Energie. Qi Gong regt Herz und Kreislauf an, fördert Durchblutung und Stoffwechsel, stärkt die Abwehrfunktionen und sorgt für Elastizität und Spannkraft in Knochen, Muskeln, Bändern und Gelenken. Somit ist Qi Gong ideal bei chronischen Leiden, insbesondere einem chronisch verspannten Rücken. Die Übungen eignen sich aber auch für alle anderen Leidgeplagten. So gibt es spezielle Übungen gegen die verschiedensten Gesundheitsprobleme wie z. B. Kopfschmerzen oder Schlafstörungen. Eine ganz besondere Bedeutung hat Qi Gong für den Stressabbau und zur Beruhigung. Wer es gut beherrscht, kann Stresssituationen sozusagen in wenigen Atemzügen in den Griff bekommen, innerlich ruhig bleiben und dadurch sicher entscheiden, was im jeweiligen Augenblick am besten zu tun ist. Außerdem wirken die Übungen ausgleichend auf die Psyche und stärken die geistigen Fähigkeiten wie Konzentration, Gedächtnis und Kreativität.

Qi-Gong-Übungsbeispiele

Die folgenden Übungen lassen sich leicht im Alltag durchführen und helfen Ihnen, Gesundheit und Wohlbefinden zu verbessern:

Übung 1

- Aufrecht stehen, die Wirbelsäule gerade strecken, die Schultern nach hinten nehmen.
- Arme in Brusthöhe nach vorne strecken, Hände zur Faust schließen.
- Den linken Fuß in weit gebogenem Schritt nach vorne setzen, zweimal die Arme weit zur Seite öffnen.
- Den linken Fuß wieder zurückziehen, den Rumpf beugen und die Hände auf die Knie legen. Die Hände liegen locker auf den Kniescheiben, die Ellbogen zeigen nach außen.
- Die Knie so weit wie möglich beugen, dabei die Fersen möglichst auf dem Boden lassen.
- Das Kinn an die Brust legen, die Wirbelsäule dehnen und wieder aufrichten. Die Übung mit der anderen Seite wiederholen. Pro Seite dreimal üben.

Übung 2

- Aufrecht mit leicht gespreizten Beinen stehen und die Hände langsam zum Mund heben.
- Die Augen schließen, massierend mit den Mittelfingerspitzen über die Mittellinie des Kopfes nach hinten bis zum Nacken und schließlich vom Nacken entlang des Haaransatzes bis zur Stirn fahren.
- Diese Gesichts- und Nackenmassage sechsmal durchführen.

Übung 3

- Den Körper in aufrechter Position sehr gerade halten, die Schultern zurücknehmen.

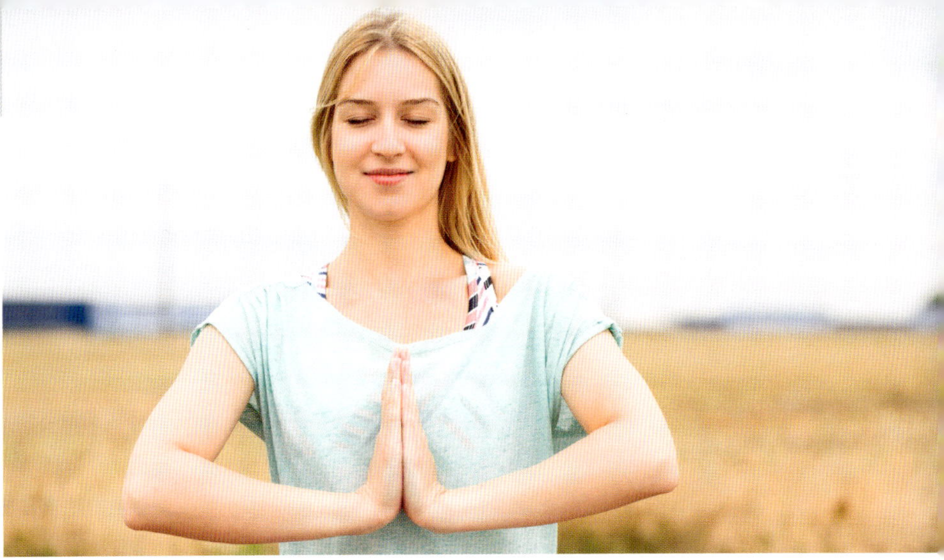

- Die Augen schließen, die Hände wie zum Gebet aneinanderlegen, die Ellbogen und Unterarme dabei waagerecht halten. Dann die Handinnenflächen sanft gegeneinanderreiben.
- Nach alter chinesischer Überlieferung hat diese Übung einen sehr entspannenden Effekt und verhilft zu geistiger Ruhe und Ausgeglichenheit.

Übung 4

- Aufrecht mit geradem Rücken stehen, die Beine sind geschlossen.
- Linken Fuß schulterbreit zur Seite setzen, linken Arm gestreckt seitlich nach oben führen, bis er senkrecht steht.
- Rechte Hand in die Hüfte stützen und nun dreimal den gesamten Oberkörper nach rechts beugen. Der linke Arm bleibt dabei gestreckt. Die linke Körperseite und die Innenseite des rechten Beins dabei ausgiebig dehnen.
- Die Übung mit der anderen Seite wiederholen. Pro Seite dreimal üben.

Feldenkrais

Als Therapie der kleinsten Bewegungen und bewegungspädagogisches Konzept könnte man die Feldenkrais-Methode treffend umschreiben. Der Name stammt von ihrem Begründer, dem russischen Physiker Moshe Feldenkrais (1904–1984). Er beschäftigte sich mit Verhaltenswissenschaft, Psychologie, Neurophysiologie und Mentalem Training. Daraus entwickelte er die Idee, dem Menschen über ein festgelegtes Körpertraining zu einem gesünderen und glücklicheren Leben zu verhelfen. Denn jeder spiegelt in seiner Körperkoordination, seinem Auftreten und Sprechen das für ihn typische Lebensmuster. Durch Umtrainieren und Ausgleichen ungünstiger Bewegungsmuster können Körper und Geist demnach positiv beeinflusst werden.
Als Moshe Feldenkrais die Grundzüge seiner Theorie Ende der 1940er-Jahre publizierte, fand er in Wissenschaftskreisen internationale Beachtung. Die Therapieform wird inzwischen auf der ganzen Welt angewandt, am weitesten

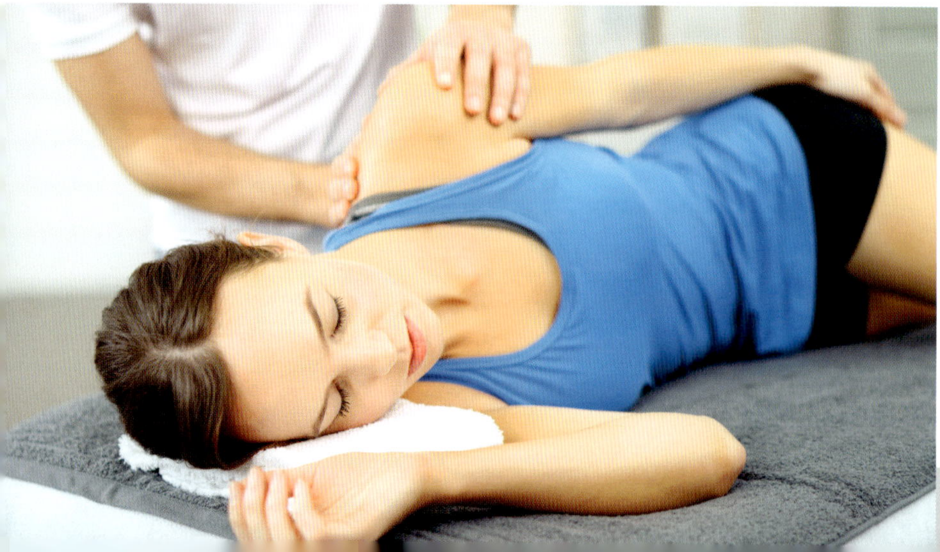

verbreitet ist sie in den USA, in Kanada, Europa, Israel und Australien.

Die Wirkung

Der Feldenkrais-Methode liegt die Theorie zugrunde, dass Bewegungen die Grundlage jedes menschlichen Handelns und Tuns sind und dass diese Bewegungen eine bestimmte Art von Nervenverknüpfung im Gehirn erzeugen. Wenn sich bei einem Patienten aufgrund von negativen Erfahrungen und Prägungen „falsche“ Bewegungsmuster ausgebildet haben, z. B. ein stets ängstlich gesenkter Kopf und ein verspannter Nacken, hat das auch eine falsche Verknüpfung von Nerven zur Folge. Mit den sanften Bewegungen der Feldenkrais-Technik findet dann quasi eine neuromuskuläre Umerziehung statt: Die krankmachenden Bewegungsformen werden aufgelöst und an ihrer Stelle neue „gesunde“ Bewegungen einprogrammiert. Schon am Ende der ersten Stunde fühlen sich die Feldenkrais-Schüler oft leichter, unbeschwerter, entspannter und können ihren Körper bewusster empfinden.

Therapieablauf

Zu Beginn der Behandlung beobachtet der Feldenkrais-Lehrer seinen Schüler und dessen Bewegungen genau. Dann führt er an ihm Bewegungen durch, die immer sanft und schmerzlos sein sollen. Der Schüler entwickelt dabei ein Gefühl für eine neue, richtige Bewegung und lernt dadurch,

Behandlung und Kosten

Die Behandlung sollte nur von speziell ausgebildeten Feldenkrais-Lehrern vorgenommen werden. Denn nur wenn die Feldenkrais-Technik wirklich gut beherrscht wird, erzielt sie eine therapeutische Wirkung. Wenden Sie sich daher an einen qualifizierten Arzt oder Heilpraktiker, der in der Feldenkrais-Methode ausgebildet ist. Die Krankenkassen in Deutschland tragen die Kosten nicht, geben auf Antrag aber möglicherweise Zuschüsse.

bestimmte Krankheiten, wie z. B. Rückenprobleme durch schlechte Haltung, von Grund auf zu lösen.

Feldenkrais-Arbeit beginnt mit Einzelsitzungen, der sogenannten Funktionalen Integration. Der Lehrer geht dabei gezielt auf Probleme des Schülers ein. In der Einzelbehandlung lernt der Schüler, sich frei und ungehindert zu bewegen, etwa bequem und aufrecht zu sitzen, leichtfüßig zu gehen und gut zu stehen. In der Funktionalen Integration liegt der Schüler ruhig auf einer Liege und seine Bewegungen werden überwiegend vom Lehrer geführt.

In der Gruppe trainiert der Schüler das Erlernte dann richtig ein. Dieser Gruppenunterricht wird „Bewusstheit durch Bewegung" genannt. Die Gruppenarbeit findet anfangs hauptsächlich im Liegen auf dem Rücken oder auf dem Bauch statt, später kommen Übungen im Sitzen, Stehen oder auf allen Vieren hinzu. Die Bewegungen sind stets einfach (z. B. Kopf drehen oder neigen, Arm heben, Hand strecken) und sollen ohne Zwang und Verkrampfung durch-

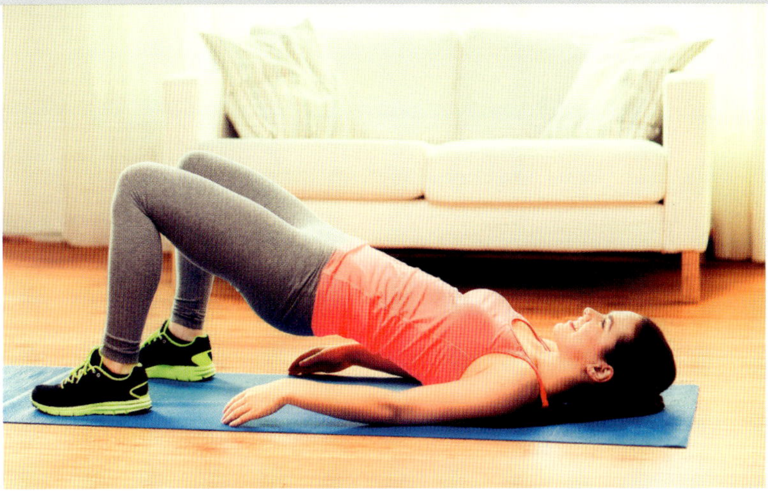

geführt werden. Sie werden extrem langsam – quasi in Zeitlupe – vollzogen. Der Schüler „spürt" dabei ganz bewusst in seinen Körper hinein und versucht herauszufinden, was die Übung bei ihm auslöst, welche Nerven angeregt und welche Muskeln aktiviert werden. Sie dürfen den Schüler nicht belasten, er soll ganz entspannt bleiben und die Übung langsam in sein Unterbewusstsein treten lassen. Der Lehrer erklärt dabei die einzelnen Bewegungsabläufe. Dabei werden nicht bekannte Bewegungsmuster trainiert, sondern neue Bewegungen ca. 15- bis 20-mal wiederholt und dadurch erlernt. Dadurch wird ein Umlernprozess in Gang gesetzt: Alte, starre Bewegungsmuster, die mit Fehlbelastung und Verkrampfung einhergehen, werden aufgelöst, neue, wohlkoordinierte Bewegungen „einprogrammiert".
Ziel der Feldenkrais-Schulung ist, dass der Schüler die in der Gruppe gelernten Übungen später auch zu Hause täglich durchführen kann und dadurch seine Gesundheit und Lebensqualität verbessert.

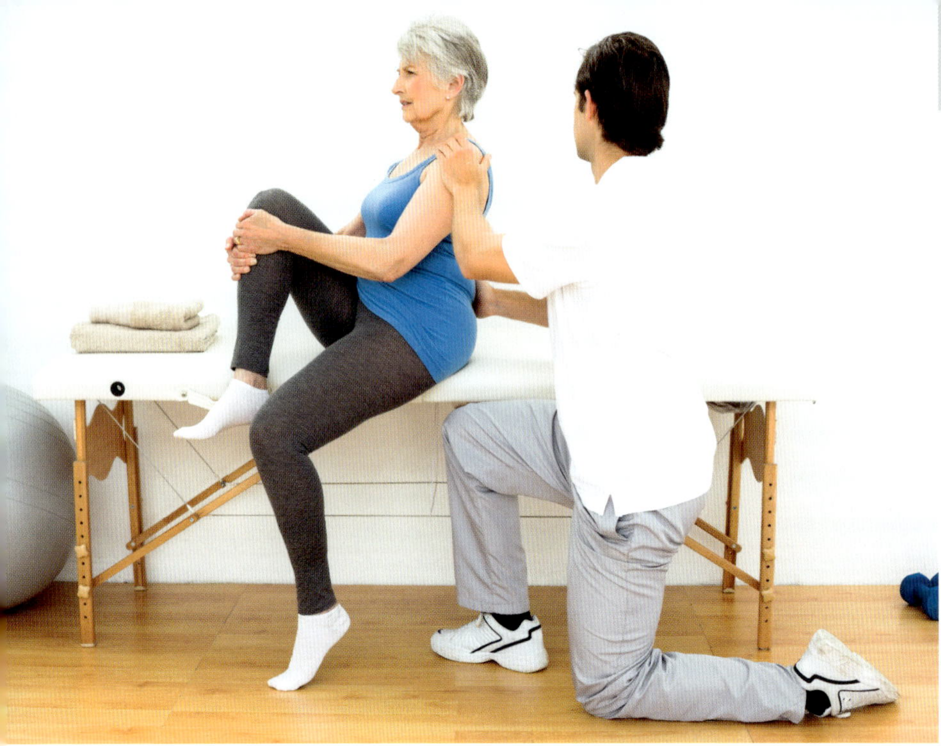

Wenn es ernst wird – Hilfe vom Experten

Sie haben alles versucht, aber die Rückenschmerzen bleiben? Dann weisen die Zeichen auf eine ernstere Erkrankung hin und der Gang zum Arzt oder Therapeuten ist dringend angeraten. Scheuen Sie sich nicht davor, Hilfe vom Experten einzuholen, etwa wenn Ihnen Schmerzen stark zu schaffen machen. Viele Betroffene fragen sich jedoch: Welche der zahlreichen Behandlungsmöglichkeiten aus der Schulmedizin, der Naturheilkunde, der Physiotherapie und Osteopathie sind für die Therapie von Rückenproblemen besonders geeignet? Dies erfahren Sie im Folgenden.

Effiziente Hilfe im Schmerzzentrum

Chronische Beschwerden wie anhaltende Schmerzen und wiederkehrende Bewegungseinschränkungen sind Warnsymptome, die auf ernsthaftere Erkrankungen hinweisen und eine komplexere Behandlung nötig machen. Wenn die Beschwerden trotz Ursachenabklärung beim Arzt und therapeutischer Hilfsmaßnahmen nicht aufhören, können schmerztherapeutische Maßnahmen sinnvoll sein. Die Behandlungsansätze solcher Maßnahmen beruhen auf unterschiedlichen Heilverfahren, die die Entstehungsursachen des jeweiligen Rückenleidens berücksichtigen. Dabei werden manuelle und physiotherapeutische Behandlungen und die Therapie mit Medikamenten individuell auf den Patienten abgestimmt. Realisiert werden solche multimodalen Therapiekonzepte am effektivsten in Schmerzzentren, in denen Schmerzspezialisten fachübergreifend zusammenarbeiten. Im Folgenden lernen Sie einige Beispiele von Therapien kennen, die in Schmerzzentren durchgeführt werden.

Die Injektionstherapie

Bei der Injektionstherapie wird das Schmerzmittel direkt in die Quelle des Leidens injiziert, also unmittelbar in den Wirbelkanal, an die Austrittspunkte von Nerven und schmerzenden Gelenken sowie Knorpeln oder in verhärtete Stellen von Muskeln und Sehnen. Verabreicht werden pharmakologische Substanzen wie beispielsweise Cortison und Lokalanästhetika (örtliche Betäubungs- und Schmerzmittel) zur

Vorsicht!

Diese Art der Behandlung gehört unbedingt in die Hand erfahrener Ärzte, denn bei falscher Anwendung kann die Injektionstherapie zu Nebenwirkungen und sogar zu drastischen Komplikationen führen, etwa wenn durch die Nadelpunktion Nerven oder Gefäße verletzt oder durch die verwendeten Substanzen allergische Reaktionen ausgelöst werden.

Entzündungs- und Schmerzhemmung, aber auch homöopathische und naturheilkundliche Substanzen. Der Erfolg bei dieser Therapie ist allerdings nicht garantiert. In einigen Fällen verspüren die Betroffenen Linderung, in anderen Fällen kommt es bei Beschwerden wie schmerzhaften Myogelosen zu keiner Besserung.

Die medikamentöse Therapie

Um aus dem Teufelskreis von Schmerz und Bewegungseinschränkung auszubrechen, empfiehlt sich häufig eine Behandlung mit Medikamenten. Die medikamentöse Therapie ermöglicht es dem Patienten, rasch wieder schmerzfrei handeln zu können und aktiv zu werden. Zudem unterstützt sie andere Behandlungsmaßnahmen wie etwa die Bewegungs- und Verhaltenstherapie.

Die Behandlung erfolgt durch verschiedene Gruppen von Medikamenten – vom einfachen Schmerzmittel über Schmerz- und Entzündungshemmer bis hin zur Gabe von stark schmerzlindernd wirkenden Opioiden, die den Morphinen angehören. In der Palette der zur Verfügung stehenden Medikamente finden sich auch Antidepressiva, die bei der Schmerzverarbeitung im Gehirn des Patienten ansetzen.

Häufig macht es Sinn, mehrere Arzneien zu kombinieren. Denn die verschiedenen Medikamente wirken an unterschiedlichen Stellen im Körper und haben auch jeweils andere Effekte. So wird der Schmerz quasi gleich von mehreren Seiten „in die Mangel genommen".

Die Neuromodulation

Eine Methode, die in Schmerzzentren häufiger angewandt wird, ist die sogenannte transkutane elektrische Nervenstimulation, kurz TENS genannt. Dabei werden an den schmerzenden Partien flache Elektroden auf die Haut aufgeklebt, die schwache elektrische Ströme aussenden. Die

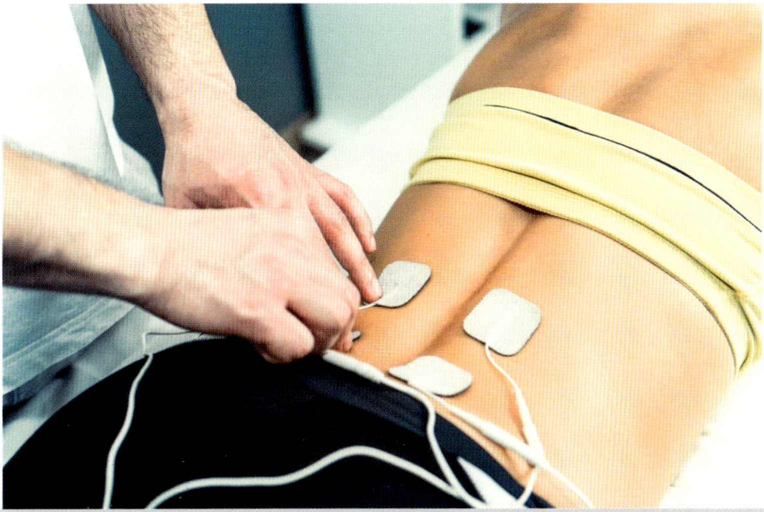

Stärke der Ströme kann individuell eingestellt werden. Ziel dieser Therapie ist es, aufsteigende sensible Nervenbahnen so zu beeinflussen, dass die Schmerzweiterleitung zum Gehirn verringert und die Schmerzschwelle insgesamt erhöht wird. Für die Behandlung ist ein spezielles Gerät nötig. Die elektrische Nervenstimulation birgt keine Gefahren für den Patienten und wird zumeist sehr gut vertragen. Allerdings sind die Behandlungserfolge unterschiedlich: Manche Patienten sprechen gut auf die Therapie an, andere weniger gut.

Die Schmerzmittelpumpe

Unser Rückenmark gleicht einer Art Datenautobahn, die alle eingehenden Signale, so auch Schmerzsignale, an das Gehirn weiterleitet. Werden nun Schmerzmittel direkt an die Rezeptoren des Rückenmarks abgegeben, wird die Schmerzweiterleitung an das Gehirn unterbrochen. Dazu wird ein Katheter in dem Raum platziert, der das Rückenmark umgibt. Der Katheter ist über einen dünnen Schlauch

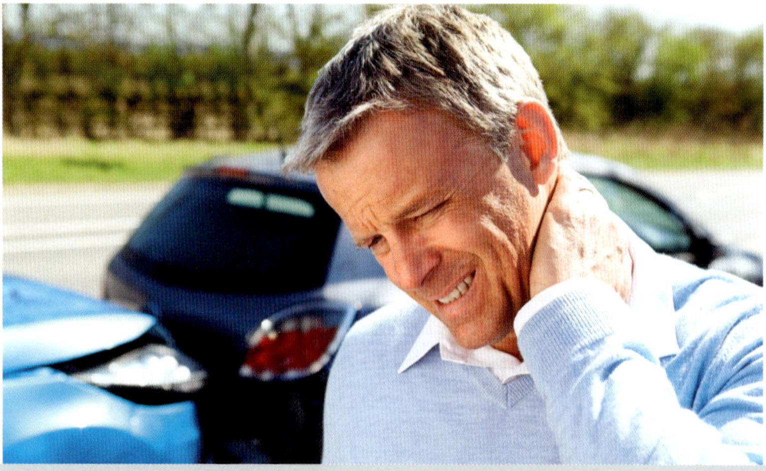

Wichtig zu wissen!

Ist ein Unfall geschehen, etwa ein Auffahrunfall oder ein Treppensturz, hat die Erste Hilfe oberste Priorität. Dabei sind folgende Fragen zu klären: Bestehen Schmerzen, und wenn ja, an welchem Körperareal treten sie auf? Zeigt sich eine Blutung, die mit einem sterilen Verband gestillt werden muss? Sind Schwellungen vorhanden? Wie steht es um die Beweglichkeit der Gliedmaßen und Gelenke? Zeigen sich Hinweise auf eine Prellung, Zerrung, Verstauchung oder einen Knochenbruch? Besteht der Verdacht auf eine Gehirnerschütterung? Konsultieren Sie bei starken Schmerzen, Bewegungseinschränkungen oder anderen Beschwerden in jedem Fall einen Arzt, der Sie untersuchen und gegebenenfalls in eine Klinik einweisen kann!

mit einer Pumpe verbunden, die der Arzt unterhalb eines Rippenbogens einpflanzt. Über die Pumpe kann man dem Patienten Schmerzmittel in exakter Dosierung verabreichen. Die Therapie ist somit genau steuerbar.

Die Physiotherapie

Der Begriff „Physiotherapie“ leitet sich von den Worten „Physis“ (Natur) und „Therapie“ (Krankheitsbehandlung) ab. Sie bedient sich gezielter nicht medikamentöser Maßnahmen zur Verbesserung von Rückenbeschwerden und nutzt als natürliches Heilverfahren die Selbstheilungskräfte und Anpassungsmechanismen des Körpers, um Störun-

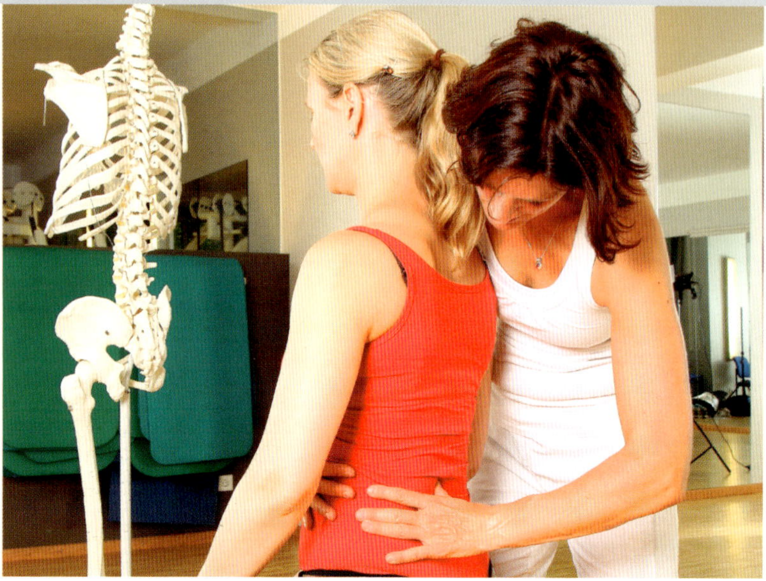

gen wie etwa Bewegungseinschränkungen zu heilen und die körperliche Integrität wiederherzustellen. Hauptbestandteil des therapeutischen Verfahrens der Physiotherapie sind vor allem passive und aktive Bewegungsübungen mit dem Fokus auf den Wiederaufbau der Muskulatur sowie der Krafterhaltung. Am Anfang der Bewegungstherapie bestimmen eher passive Übungen die Behandlung, in denen der Therapeut die Bewegung unterstützt und zusammen mit dem Patienten ausführt. Das zu behandelnde Körperteil wird durch entsprechende Lagerung entlastet und in seinem Eigengewicht vermindert. Mit Fortschreiten des Heilungsprozesses, wenn die Schmerzen den Patienten weniger beeinträchtigen, treten dann aktive Bewegungs- und Belastungsübungen in den Vordergrund. Physikalische Anwendungen wie Massagen, Wärme- und Kälteanwendungen, Wasser- und Elektrotherapien regen den Stoffwechsel an und aktivieren die Durchblutung. Sie können die Bewegungstherapie wirksam unterstützen.

Reiz und Reizantwort

Grundlage dieser Behandlungen ist das Prinzip von Reiz und Reizantwort. Erklären lässt sich dies am Beispiel der Hydrotherapie, der Behandlung mit Wasser: Hier üben warmes und kaltes Wasser unterschiedliche Temperaturreize auf die Haut aus, die vom Körper unterschiedlich beantwortet werden. Die Haut registriert zunächst den Temperaturreiz. Das geschieht über Temperaturfühler, sogenannte Thermorezeptoren, in der Haut. Diese melden den Temperaturreiz an die Nerven, die ihn ans Rückenmark weiterleiten, damit er zum Gehirn gelangen kann. Temperaturreize bewirken dort bestimmte Effekte, etwa die Änderung des Herzschlags, des Blutdrucks und des Wachheitsgrads. Außerdem führen die Temperaturreize zu einem verringerten Muskeltonus. Dies erweist sich bei der Behandlung von Schmerzen als sehr wirksam.

Infos und Adressen

Infos und Adressen finden Sie auf folgenden Webseiten: Deutscher Verband für Physiotherapie (www.physio-deutschland.de), Physio Austria – Bundesverband der PhysiotherapeutInnen Österreich (www.physioaustria.at), physioswiss – Schweizer Physiotherapie Verband (www.physioswiss.ch).

Die Osteopathie

Heilen ohne Apparate und Medikamente – geht das überhaupt? Nach dem Urteil vieler Ärzte und Heilpraktiker sowie Physiotherapeuten ist hierbei die Osteopathie eine Behandlungsmethode mit großem Wirkpotenzial. Das Einsatzgebiet der Osteopathie reicht von diffusem, nicht direkt zu lokalisierendem Unbehagen bis hin zu chronischen Schmerzen. Um zu erkennen, wie Osteopathie wirkt, ist es wichtig, die dahinterstehende Philosophie zu verstehen: Der Kerngedanke der Osteopathie ist, dass unser Körper aus verschiedenen Strukturen besteht, die miteinander in Verbindung treten und so eine Gesamtstruktur des Körpers bilden: Nichts ist getrennt voneinander, alles im Körper ist miteinander verbunden. Wenn diese Gesamtstruktur nun an irgendeiner Stelle einer Störung unterliegt, wird das Gesamte des Körpers gestört.

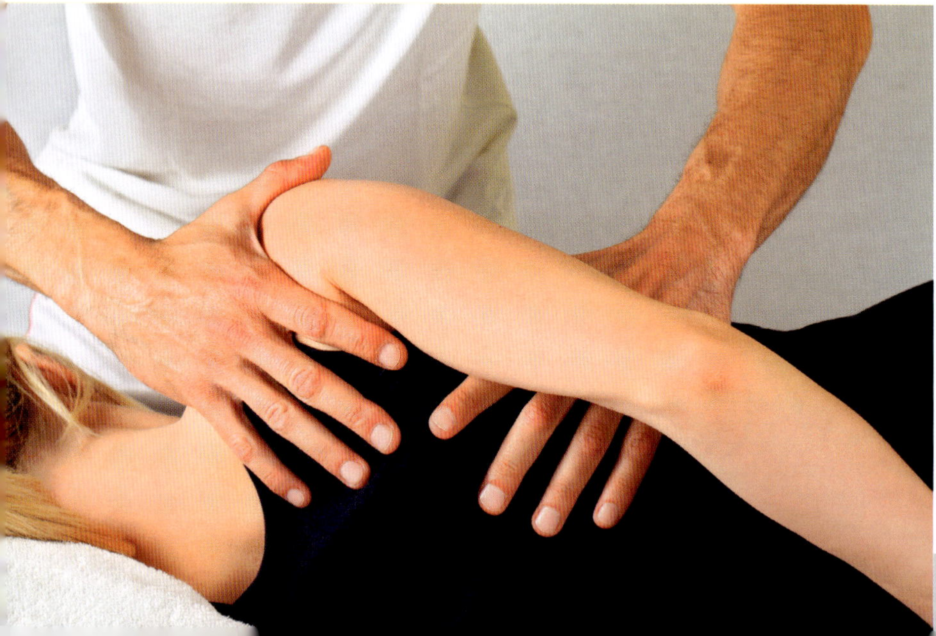

Spezialisten finden

Eine Liste mit qualifizierten Osteopathen erhalten Sie beim Verband der deutschen Osteopathen e. V. (http://osteopathie.de), bei der Österreichischen Gesellschaft für Osteophatie (www.oego.org) und beim Schweizerischen Verband der Osteopathen (http://osteopathes-suisses.ch).

Zwei Beispiele: Ein Patient klagt über Beschwerden der Bandscheibe. Da – laut der Osteopathie – Rücken und Darm eng zusammenhängen und sich die Spannungen des Darms immer wieder gerade auch auf die Bandscheiben übertragen, muss der Darm mit berücksichtigt und in die Behandlung einbezogen werden. Weiter geht die Osteopathie davon aus, dass beispielsweise bei Frauen Gebärmutter und Kreuzbein durch Faszien (kollagenhaltiges Bindegewebenetz) miteinander verbunden sind. Funktionsstörungen der Gebärmutter können so heftige Rückenschmerzen im unteren Bereich des Kreuzbeins auslösen. Ausgebildete Osteopathen versuchen also, diese Funktionsstörungen auf ganzkörperlicher Basis zu beheben. Statt Symptomen sollen die Ursachen der Beschwerden behandelt werden.

Behandlungsablauf und Dauer

Am Anfang der Behandlung steht die Anamnese, die Aufnahme der Krankengeschichte. Nach einer gründlichen Betrachtung des gesamten Körpers wird eine osteopathische

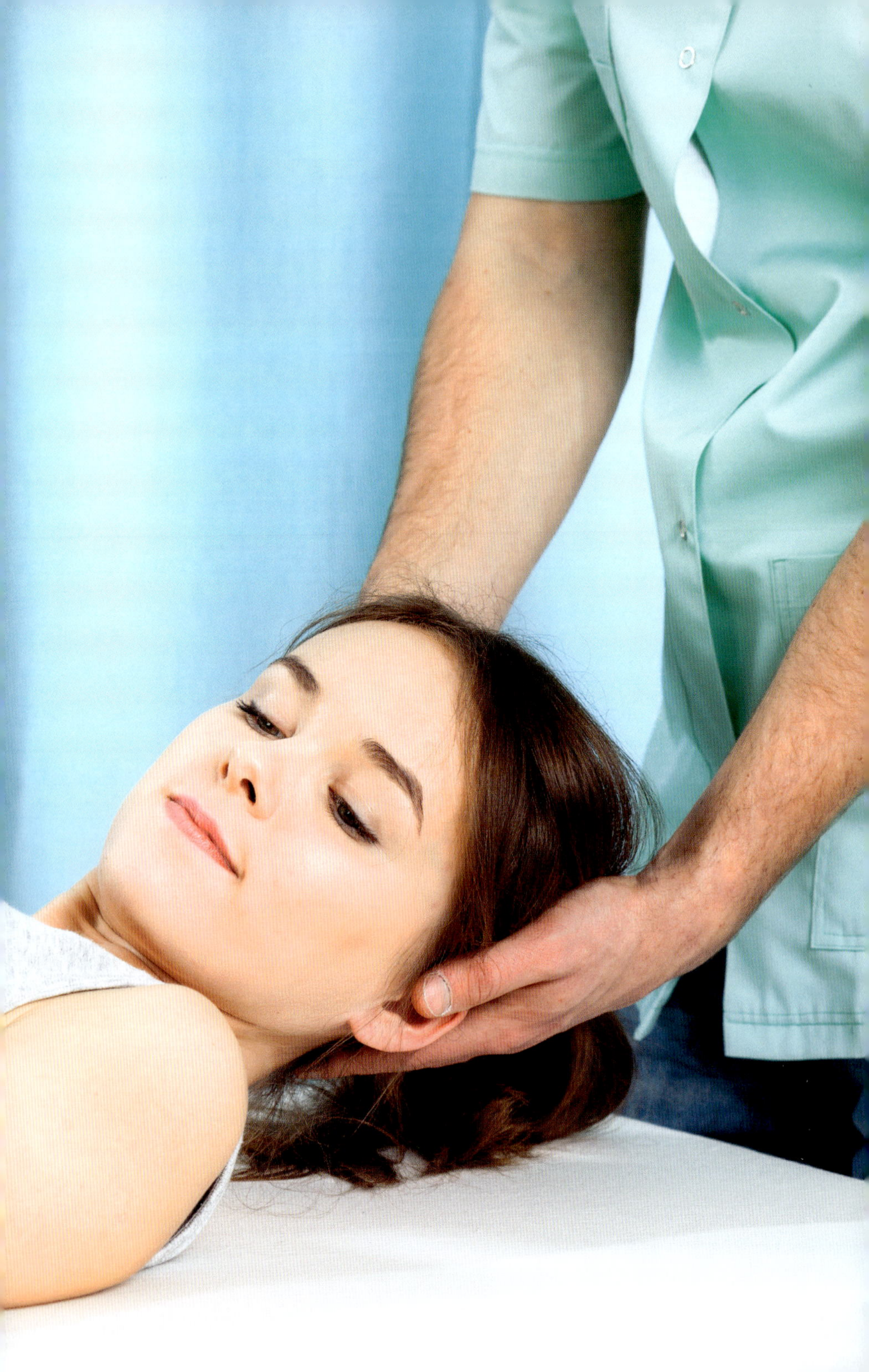

Untersuchung vorgenommen. Dazu wird die Gewebestruktur des Körpers abgetastet, um die Störungen zu identifizieren, die für die Beschwerden des Patienten verantwortlich sind. Mit sanften Griffen werden nun Blockaden in Gelenken, Muskeln, Organen und im Bindegewebe ertastet. Verspannungen lösen sich und die Selbstheilungskräfte des Körpers werden aktiviert.
Technische Hilfsmittel sind bei der osteopathischen Behandlung nicht üblich. Zwar sieht sich der Therapeut ein Röntgenbild oder eine MRT-Aufnahme an, wenn der Patient sie mitbringt. Doch dieser Teilausschnitt reicht nicht aus, um eine Beurteilung im osteopathischen Sinne vorzunehmen. So bleiben die Hände des Osteopathen sein wichtigstes Instrument. Die Dauer einer osteopathischen Behandlung beträgt zwischen 30 und 50 Minuten.
Nach der Behandlung kann der Körper zwei bis drei Wochen lang reagieren, d. h., es kann zu einer kurzfristigen Verschlimmerung der Beschwerden kommen. Üblicherweise sollte aber nach etwa vier bis fünf Sitzungen eine deutliche Besserung eintreten.

Erfahrenen Therapeuten wählen

Die Berufsbezeichnung „Osteopath“ ist in Deutschland nicht geschützt. Im Grunde kann sich jeder mit Heilpraktikerzulassung an einem Wochenendseminar zum Osteopathen ausbilden lassen. Doch für eine erfolgreiche Behandlung benötigt er genaue Kenntnisse der menschlichen Anatomie, Physiologie und Neurologie. Therapeuten sollten da-

Kostenerstattung

Neuerdings erstatten in Deutschland auch viele gesetzliche Krankenkassen unter bestimmten Voraussetzungen anteilig die Kosten für eine osteopathische Behandlung. Fragen Sie bei Ihrer Krankenkasse nach, ob Sie diese Bedingungen erfüllen und ob sie die Kosten zumindest teilweise übernimmt.

her eine mindestens fünfjährige Ausbildung als Grundvoraussetzung mitbringen und zudem Arzt oder Heilpraktiker sein. Für eine Sitzung muss mit Kosten zwischen 60 und 150 Euro gerechnet werden. Eine ausführliche Anamnese und die Voruntersuchung sollten dabei enthalten sein.

Die Chiropraktik

Die alternativmedizinische Behandlung war schon im alten Ägypten bekannt. Der Kanadier Daniel David Palmer modernisierte das Behandlungskonzept und entwickelte eine spezielle Grifftechnik, um verschobene Wirbel und Gelenke wieder in ihre ursprüngliche Lage zu rücken. Seitdem hat die Chiropraktik einen wahren Siegeszug angetreten und zählt zu den beliebtesten Behandlungsmethoden bei Rückenschmerzen.

Man unterscheidet hierbei zwischen Chiropraktik und Chirotherapie. Die Chirotherapie zielt dabei ausschließlich auf die Behandlung sogenannter Gelenkblockaden ab, die Chi-

ropraktik bezieht auch die Wechselwirkungen zwischen Bewegungsapparat, Nervensystem und Organen mit ein.
In der Chiropraktik oder Chirotherapie geht man davon aus, dass Schmerzen in der Regel durch verschobene Wirbel und dementsprechend verkrampfte Muskeln ausgelöst werden. Dieses „Festklemmen" der gelenkbildenden Knochen behindert die Beweglichkeit und kann zu Schmerzen und Schäden an Gefäßen und Nerven führen. Durch spezielle Handgriffe sollen diese Blockaden wieder gelöst werden. Besonders wirksam soll die Chiropraktik bei eingeschränkter Beweglichkeit von Rücken und Gliedern, aber auch bei Verspannungen, Tennisarm, Knie- und Hüftarthrosen sein.

Behandlungsablauf und Dauer

Der Behandlung geht eine gründliche Befragung nach der Krankengeschichte voraus. Bei der nachfolgenden Untersuchung betrachtet der Chiropraktiker den gesamten Körper

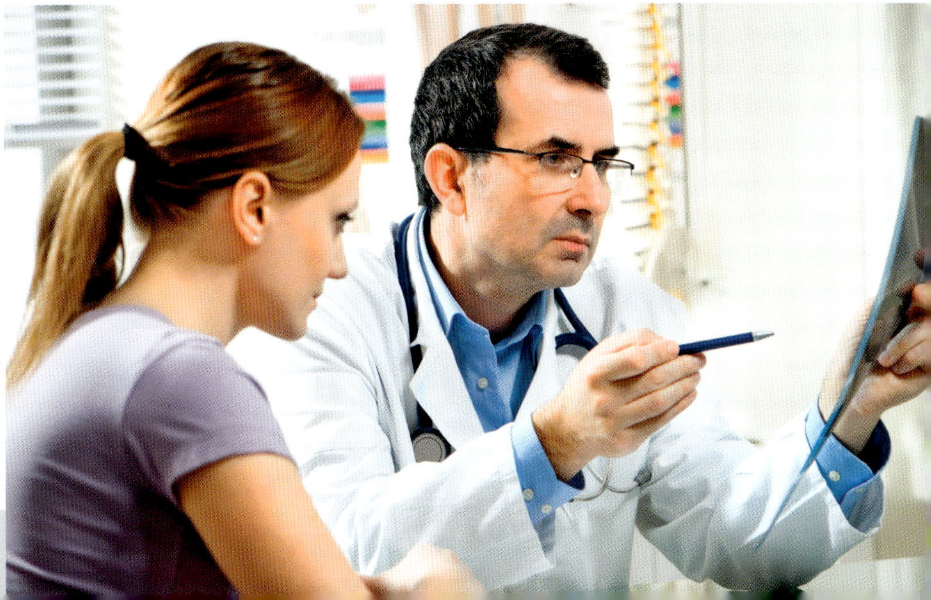

des Patienten und tastet ihn ab. Dann wird der erkrankte Bereich nach Druckschmerz, Klopfschmerz, Bewegungsschmerz, Spannungszustand der Muskulatur (Muskeltonus), Hautbeschaffenheit und Gelenkspiel untersucht. Zum Ausschluss organischer Erkrankungen ordnet der Chiropraktiker mitunter auch eine Röntgenuntersuchung an.

Bei der eigentlichen Behandlung werden die Gelenke dann leicht über ihren Bewegungsspielraum hinaus gedehnt, um diesen wieder zu vergrößern. Typisch sind auch rasche Impulse, oft verbunden mit einem hörbaren Knacken. Dabei wird das Gelenk nicht eingerenkt, sondern „nur" ein Vakuum gelöst. Meist bessern sich die Beschwerden kurz danach. Die Dauer der Behandlung richtet sich nach individuellen Kriterien des Patienten. Die Anzahl der Behandlungen bis zur Stabilisierung liegt bei etwa fünf bis zehn Sitzungen.

Kosten der chiropraktischen Behandlung im Durchschnitt

Die gesetzlichen Krankenkassen in Deutschland zahlen nur Behandlungen beim Chirotherapeuten. Chiropraktiker hingegen veranschlagen pro Sitzung etwa 40 bis 50 Euro. Achtung: Impulsbehandlungen dürfen nur vom Chirotherapeuten ausgeführt werden. Chiropraktikern fehlt dafür die Zulassung! Genauere Informationen erhalten Sie z. B. bei der Deutschen Gesellschaft für Manuelle Medizin (www.dgmm.de). Entsprechende Infos für die Schweiz finden Sie bei der Schweizerischen Chiropraktoren-Gesellschaft ChiroSuisse (www.chirosuisse.info).

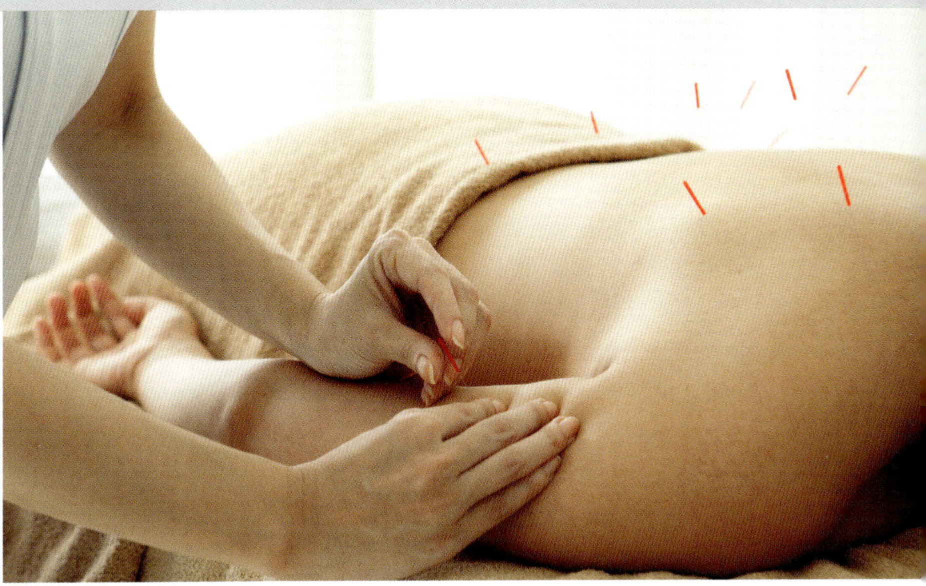

Akupunktur

Wie die Akupressur ist auch die Akupunktur aus der Traditionellen Chinesischen Medizin hervorgegangen und eine der tragenden Säulen der chinesischen Heilkunst. Die chinesische Heilphilosophie geht davon aus, dass die Lebensenergie, das sogenannte Qi, in Bahnen (Meridianen) durch den Körper fließt. Diese Meridiane bilden ein weit verzweigtes Netz im Inneren des Organismus und unter der Haut. Sie transportieren Informationen von der Haut an die Organe und umgekehrt. Es gibt 14 Hauptmeridiane, auf denen mehr als 300 Akupunkturpunkte liegen. Die Meridiane sind den einzelnen Organen zugeordnet. Die Akupunkturpunkte kann man mit Knotenpunkten auf diesen Energiebahnen vergleichen, an denen ein Informationsaustausch besonders gut stattfindet. So sind z. B. spezielle Akupunk-

turpunkte druckempfindlich, wenn eine bestimmte Organ- oder Stoffwechselstörung vorhanden ist.
Ziel der alten chinesischen Heilmethode ist die Regulierung der Lebensenergie „Qi“. Wenn die Energie, also das Qi, ungehindert den Körper durchfließt, ist der Mensch gesund. Doch Lebensumstände wie Stress oder eine ungesunde Ernährung können diesen Fluss stören und zahlreiche Beschwerden hervorrufen. Die Akupunktur soll diese Stauungen auflösen. Je nach Erkrankung werden an bestimmten Punkten auf der Haut sterile und speziell geschliffene Nadeln eingestochen. Der Patient spürt nur gelegentlich einen minimalen Einstichschmerz, der sogleich wieder nachlässt. Die Nadeln bleiben nach dem Setzen etwa 20 bis 30 Minuten in der Einstichstelle. Speziell angewandte Stimulationstechniken, wie z. B. die Erwärmung der Nadeln oder ein unterschwelliger Reizstrom, können die Wirkung noch verstärken. Eine Sitzung kann bis zu 30 Minuten dauern. Die Kosten für eine Sitzung liegen bei ungefähr 25 bis 30 Euro. In Deutschland ist die Akupunktur keine Kassenleistung,

Auf die Qualifikation achten

Obwohl Akupunktur eine unterstützende Therapie ist, die kaum Nebenwirkungen hat, sollten Sie dennoch auf die Qualifikation des Therapeuten achten. Er sollte ein B-Diplom haben und zunächst ausführlich mit Ihnen sprechen. Adressen erhalten Sie z. B. bei der Deutschen Ärztegesellschaft für Akupunktur (www.daegfa.de) oder der Österreichischen Gesellschaft für Akupunktur (www.akupunktur.at),

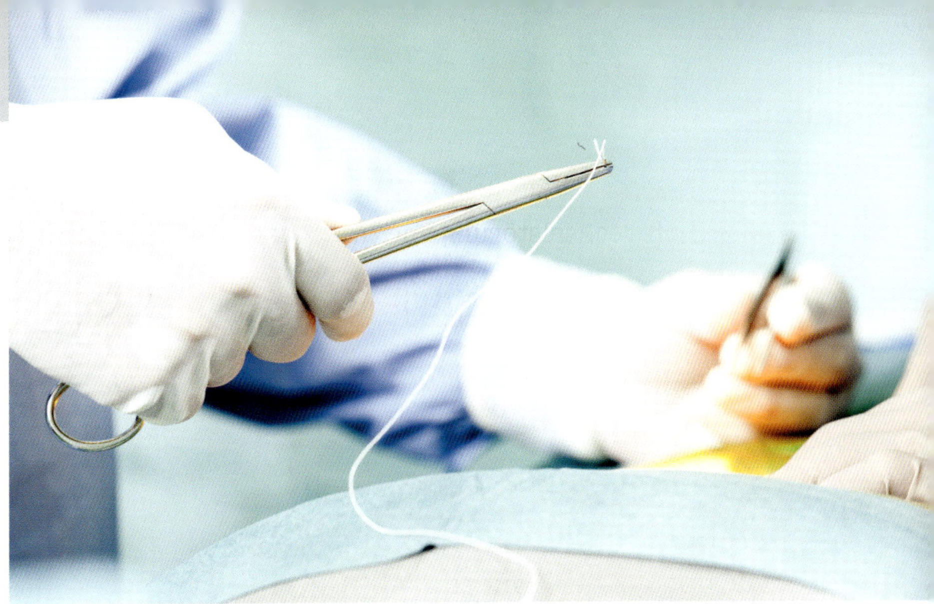

es sei denn, sie wird im Rahmen eines Modellprojekts zum Wirkungsnachweis durchgeführt. Fragen Sie hier am besten bei Ihrer Kasse nach!

Wann ist eine Operation sinnvoll?

Erst wenn alle anderen Möglichkeiten ausgeschöpft sind und die chronischen Schmerzen jeder anderen Therapie trotzen, wird ein operativer Eingriff in Erwägung gezogen. Absolut unumgänglich ist eine Operation aber in jedem Fall, wenn ein Bandscheibenvorfall ausgedehnter ist und Lähmungen beim Gehen, Empfindungsstörungen an Beinen und Po oder Störungen beim Wasserlassen nach sich zieht. Ebenso ist eine Operation bei Verletzungen der Wirbelkörper oder bei Tumoren angezeigt. Beim Bandscheibenvorfall ist wichtig: Die Diagnose muss ganz sicher sein, d. h., der klinische Befund muss mit den radiologischen Befunden,

z. B. CT-Aufnahmen, übereinstimmen. Denn es wird immer noch zu viel operiert – leider oft auch dann, wenn es gar nicht nötig ist.

Bei den verwendeten Operationstechniken kommt entweder ein offener, mikrochirurgischer Eingriff oder die sogenannte perkutane endoskopische Operation infrage. Welche dieser Techniken eingesetzt wird, hängt u. a. davon ab, wo der Bandscheibenvorfall genau liegt. Bei der mikrochirurgischen Operation wird unter dem Operationsmikroskop eine schmale Öffnung bis zum Wirbelkanal hergestellt und dann mit kleinsten Zangen, Scheren und Löffeln das herausgerutschte Stück der Bandscheibe entfernt. Bei der perkutanen endoskopischen Operation erfolgt ein kleiner Hautschnitt von ungefähr einem Zentimeter. Durch diesen

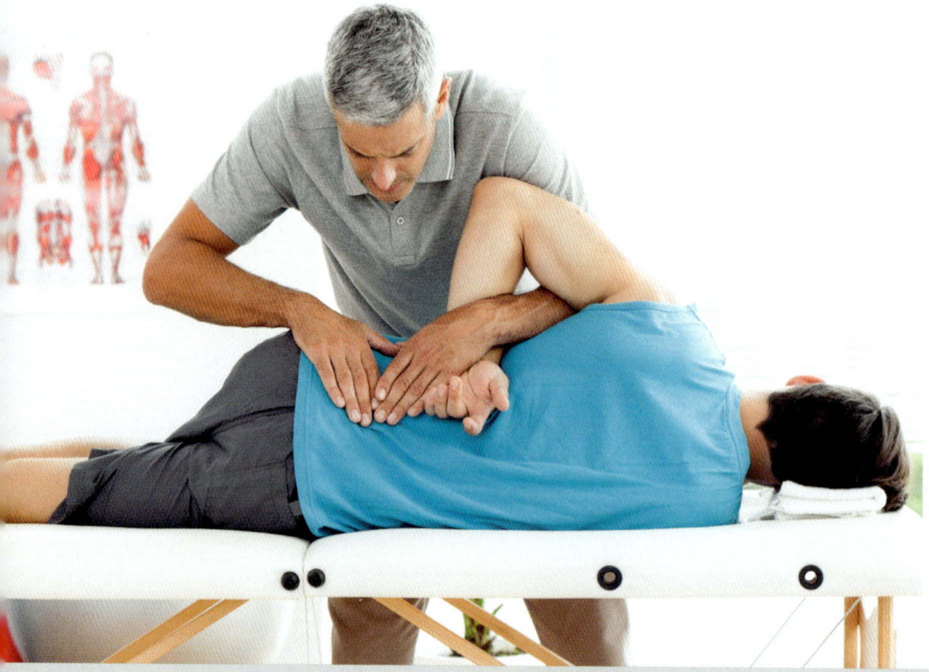

schiebt der Operateur ein dünnes Endoskop, das mit einer winzigen Kamera und einem Instrumentenkanal versehen ist. Über die Kamera wird das Operationsgebiet stark vergrößert auf einen Monitor projiziert und der vorgefallene Anteil der Bandscheibe kann mit kleinsten Instrumenten schonend aus dem Wirbelkanal herausgeschält werden. Muss die Bandscheibe komplett entfernt werden, besteht die Möglichkeit, eine Bandscheibenprothese, also eine künstliche Bandscheibe, einzusetzen.

Nach der Operation

Viele Patienten fragen sich, ob sie nach der Operation wirklich geheilt sind. Eine Garantie, die Bandscheibenprobleme für immer los zu sein, gibt es allerdings nicht. Ungefähr drei Prozent der Betroffenen erleiden einen Rückfall – wenngleich oft erst nach Jahren. In diesem Fall muss ein weiterer Eingriff erfolgen. Die überwiegende Mehrheit der Patienten aber – es sind über 80 Prozent – ist nach der Operation von ihren Schmerzen befreit. Allerdings müssen die Patienten bestimmte Maßnahmen ergreifen, um den Erfolg des Eingriffs zu erhalten. Direkt nach der Operation ist eine mehrwöchige Reha-Behandlung mit gezielter Physiotherapie ein absolutes Muss. Doch auch danach ist es wichtig, dass der Patient aktiv bleibt. Der Bandscheibenvorfall sollte als Warnsignal dienen – eine Aufforderung des Körpers, seinen Lebensstil konsequent zu ändern. Die Rückengymnastik muss ab jetzt genauso selbstverständlich zur Gewohnheit werden wie Zähneputzen oder Haarewaschen.

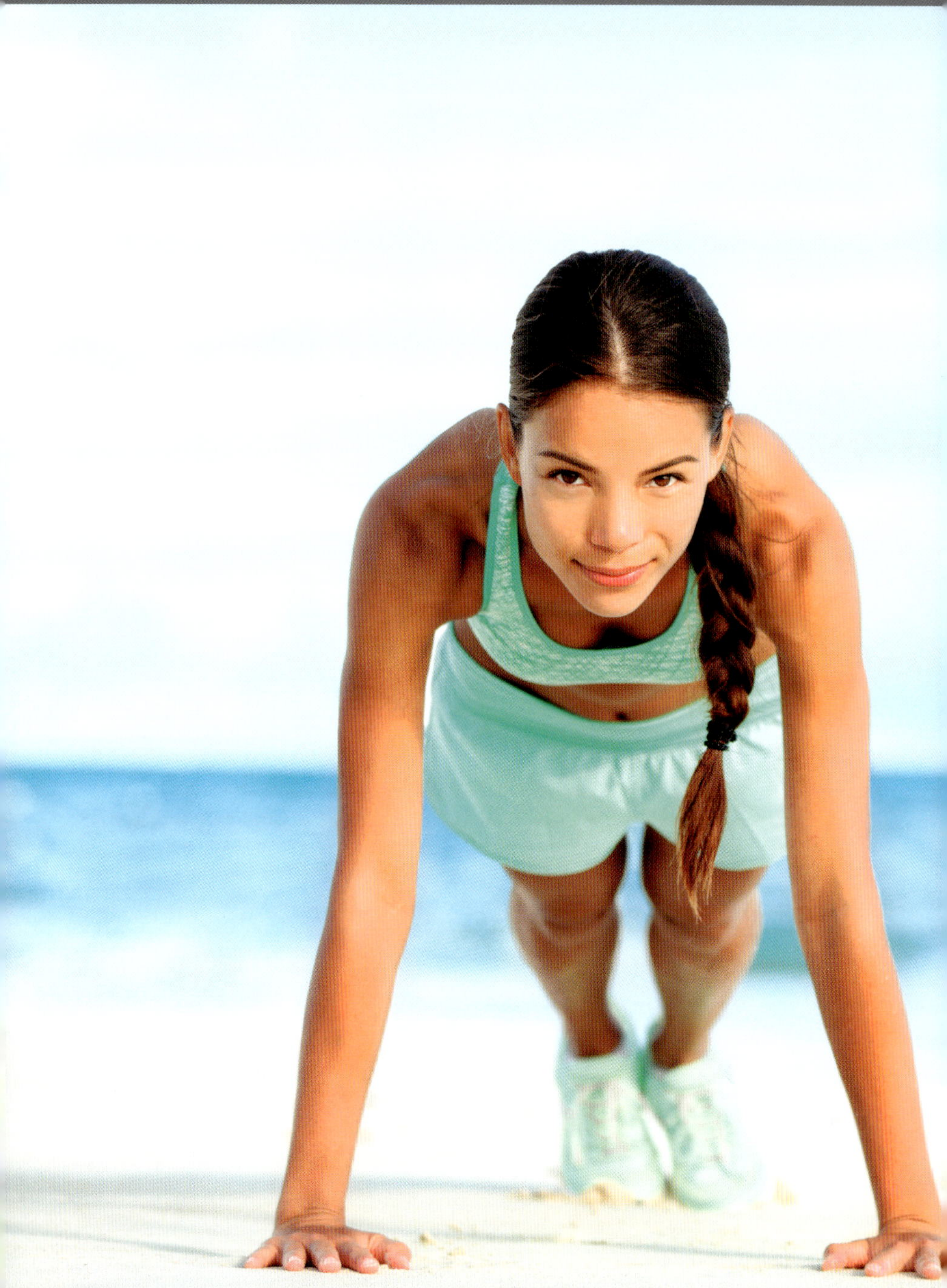

Übungen

Gezielte Bewegungsübungen helfen nicht nur dabei, Rückenbeschwerden vorzubeugen. Auch um zu verhindern, dass sich Rückenprobleme verschlimmern oder chronisch werden, ist es wichtig, trotz des Schmerzes aktiv zu bleiben. Nur so lässt sich vermeiden, dass die Funktionsweise des Rückens noch weiter beeinträchtigt wird. Spätestens nach Abklingen der Schmerzen können Sie beispielsweise mit den Übungen im folgenden Übungsteil beginnen.

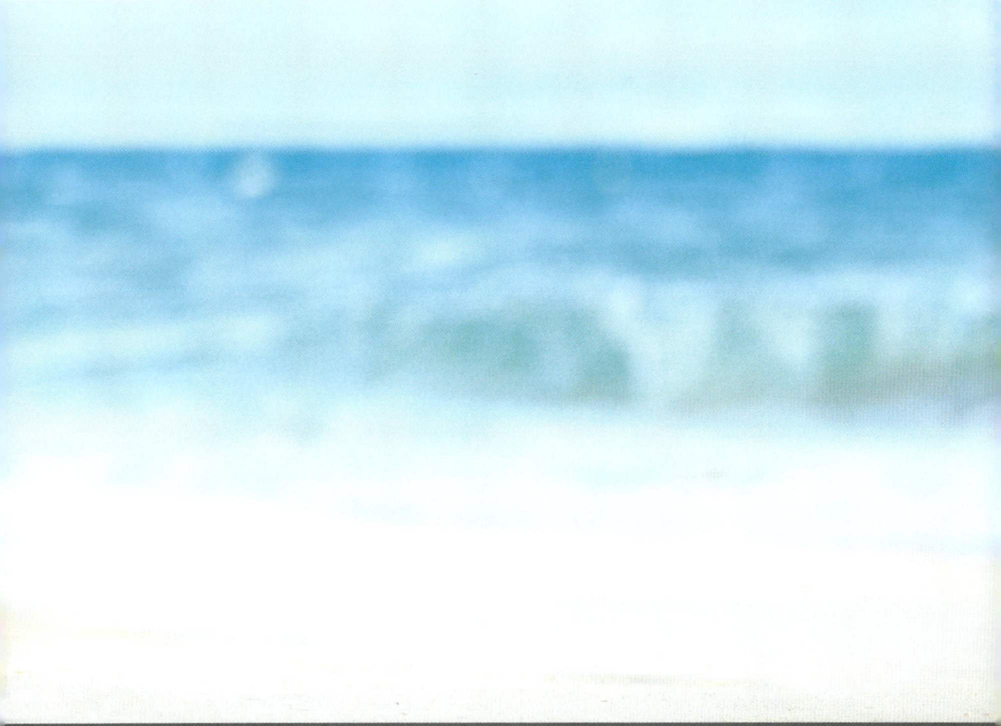

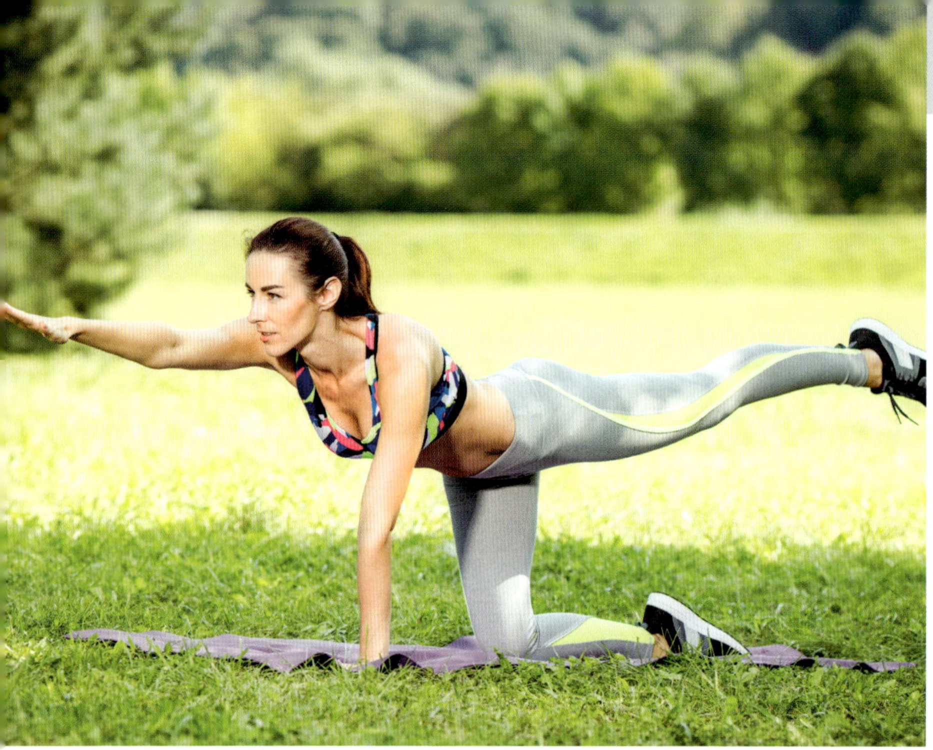

Bewegung ist die beste Therapie!

Für einen gesunden Rücken spielt nicht nur die Beweglichkeit des gesamten Rückens eine große Rolle. Auch alle anderen Strukturen wie z. B. Schulter und Hüftgelenke, die Gelenke von Armen und Beinen oder die Bauchmuskulatur sind für die Rückengesundheit wichtig. Erst ihr gesundes Zusammenspiel sorgt für einen funktionsfähigen und schmerzfreien Rücken. Die folgenden Übungen sprechen daher verschiedene Strukturen an. Führen Sie sie möglichst alle hintereinander oder im regelmäßigen Wechsel aus, um Ihren Rücken ganzheitlich zu kräftigen.

Die Übungen sind so konzipiert, dass jeder sie ausführen kann, der sich fit und leistungsfähig fühlt. Wenn Sie hingegen noch unter Schmerzen leiden, sollten Sie Ihren Arzt oder Physiotherapeuten fragen, welche Übungen für Sie geeignet sind. Bedenken Sie auch, dass nur sachgerecht ausgeführte Übungen zum Erfolg führen.

Was bewirkt Krafttraining?

Krafttraining ist nicht nur gut für den Rücken, sondern auch für den ganzen Körper. Zum einen wird hierbei Fett ab- und Muskelmasse aufgebaut. Dadurch wird Ihr Körper mit der Zeit straffer und durchtrainierter. Zum anderen verbrennen Sie mehr Kalorien, je mehr Muskelmasse Sie besitzen. Denn Muskeln verbrauchen Energie – wenn Sie sich bewegen, aber auch in Ruhe. Zudem stärken Sie mit dem Krafttraining neben der Muskulatur auch den gesamten Halteapparat: Sehnen, Bänder und Knochen profitieren gleichermaßen. So können Sie durch Kraftübungen u. a. Verletzungen vorbeugen, Rückenschmerzen bekämpfen und Osteoporose entgegenwirken.

Bequem zu Hause trainieren

Um Ihre Muskeln zu trainieren, müssen Sie nicht ins Fitnessstudio gehen oder teure Trainingsgeräte anschaffen. Krafttraining können Sie auch problemlos zu Hause ma-

chen. Legen Sie einfach eine Gymnastikmatte und dieses Buch bereit, ziehen Sie sich bequem an und los geht's! Nachfolgend finden Sie eine Vielzahl an Übungen zur Auswahl, um mit oder ohne Geräte ihren Rücken täglich ein wenig gesünder und widerstandsfähiger zu machen.
Bei den folgenden Übungen des sogenannten funktionellen Trainings trainieren Sie natürliche Bewegungsabläufe und beanspruchen zahlreiche Muskelgruppen. Dies erleichtert es Ihnen, die alltäglichen Bewegungen locker zu meistern. Manchmal reicht es dabei schon aus, nur einzelne Muskelgruppen zu stärken, um damit gezielt Beschwerden entgegenzuwirken.

Wie oft trainieren?

„Viel hilft viel" ist beim Krafttraining kein guter Rat. Schon gar nicht zu Beginn. Empfehlenswert ist es, zwei- bis dreimal pro Woche zu üben, wenn Sie Ihre Muskeln aufbauen und für den Alltag stärken möchten. Um die Fitness zu erhalten, reicht sogar eine einzige Krafttrainingseinheit pro Woche aus.
Wie lange diese Einheiten jeweils dauern sollten, hängt u. a. von Ihrer Kondition sowie davon ab, wie motiviert Sie sind. Schon mit 15 bis 30 Minuten Krafttraining können Sie einiges erreichen. Hierbei gilt: Lieber täglich kurze Trainings als einmal pro Woche eine sehr lange Einheit. Wichtig ist dabei, den eigenen Körper nicht zu überfordern! Denn wenn Sie es langsamer angehen lassen, wer-

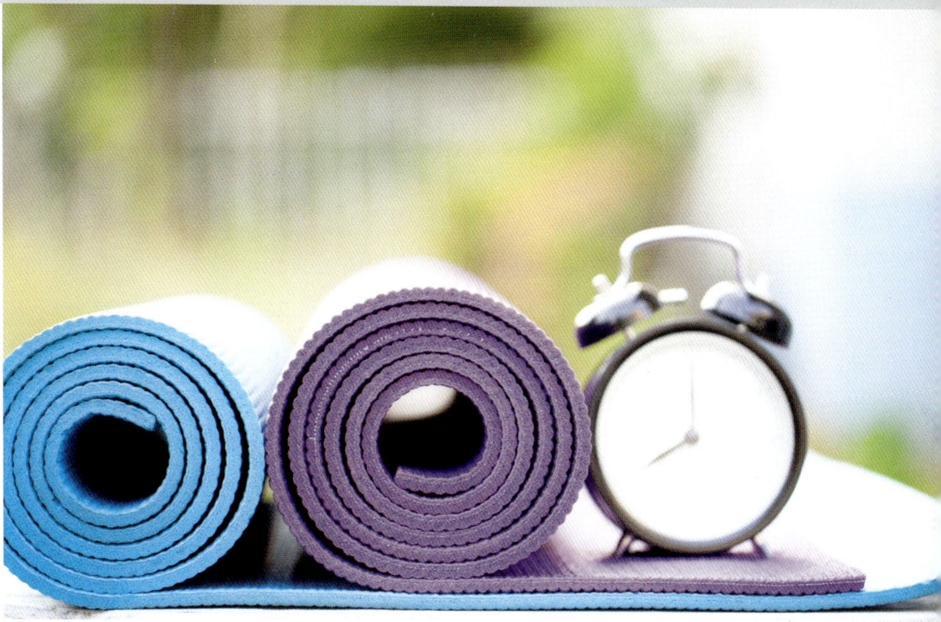

den Sie schnellere Erfolge erzielen. Gerade als Einsteiger sollten Sie sich behutsam an die Übungen herantasten und aufhören, wenn die Muskeln zu ziehen oder gar zu zittern beginnen. Hier gilt: Kein übertriebener Ehrgeiz. Hören Sie auf Ihren Körper!

Für wen ist Krafttraining geeignet?

Jeder Mensch kann vom Krafttraining profitieren. Bereitet Ihnen jedoch z. B. das Knie oder die Hüfte Beschwerden, sollten Sie zuvor mit dem Arzt klären, welche Übungen oder Bewegungen Sie vermeiden sollten. Am besten, Sie trainieren in diesem Fall unter Anleitung. Das Gleiche gilt, wenn Ihr Blutdruck erhöht ist oder andere Herz-

Kreislauf-Erkrankungen vorliegen. Hier kann sich u. a. die sogenannte Pressatmung nachteilig auswirken: Achten Sie daher darauf, beim Training niemals die Luft anzuhalten oder herauszupressen. Denn dadurch steigt der Blutdruck und das Herz muss gegen einen erhöhten Widerstand anpumpen.

Bevor Sie zum ersten Mal mit Kraftübungen beginnen, klären Sie unbedingt mit Ihrem Arzt, ob aus seiner Sicht etwas dagegen spricht! Das gilt vor allem für alle Neueinsteiger über 35 Jahre sowie für alle Menschen, die unter chronischen Krankheiten wie z. B. Diabetes, Osteoporose, Gicht oder Rheuma leiden. In diesen Fällen kann es erforderlich sein, das Training individuell anzupassen, um kein Risiko einzugehen.

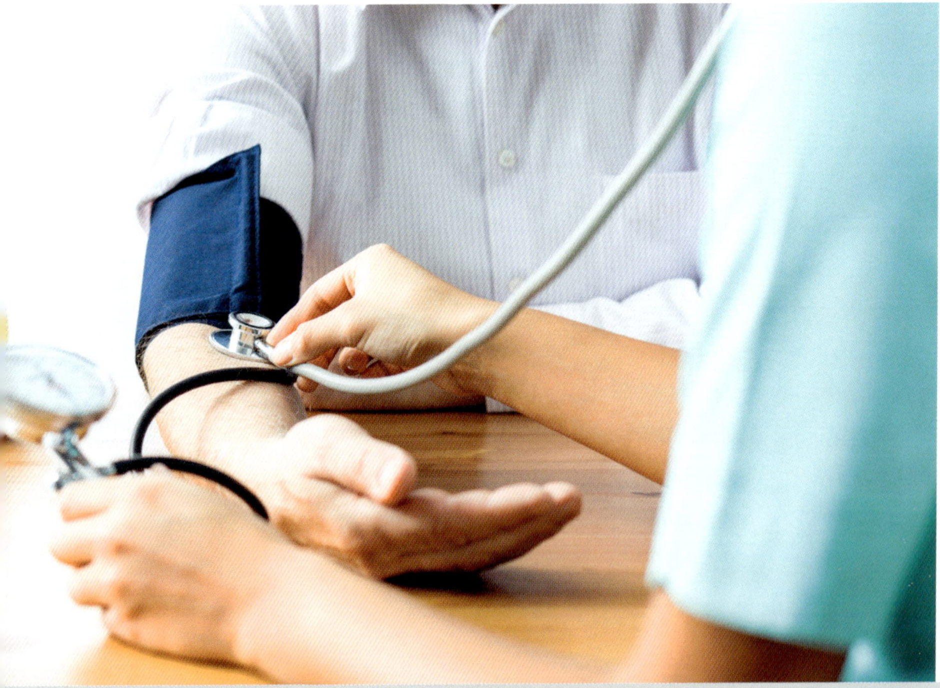

Regeln für gesunde Rückenübungen

Bevor Sie mit dem Training starten, sollten Sie folgende Hinweise beachten:

- Das Rückentraining dient vornehmlich der Vorbeugung. Leiden Sie bereits unter Rückenproblemen, ziehen Sie zuerst einen Arzt zurate.
- Vor dem Training sollten Sie sich immer gut aufwärmen (siehe „Warm-up und Cool-down“, Seite 128).
- Wählen Sie pro Übungseinheit maximal 8 bis 10 Rückenübungen aus, davon sollten ungefähr die Hälfte Übungen sein, die die Beweglichkeit fördern.
- **Kräftigung:** Ungeübte versuchen, die Positionen etwa 10 Sekunden zu halten bzw. 12 bis 15 Wiederholungen zu machen, Fortgeschrittene halten die Positionen bis zu 20 Sekunden und machen so viele Wiederholungen, wie sie schaffen. Pro Rückenübung machen Sie – soweit nicht anders beschrieben – maximal vier Durchgänge mit jeweils 20 bis 30 Sekunden Pause.
- **Beweglichkeit/Stretching:** Gehen Sie sanft in die Übungsposition, bis Sie einen leichten Zug verspüren. Verharren Sie dann 15 bis 60 Sekunden in der jeweiligen Stellung, lösen Sie die Dehnung und pausieren Sie ebenso lange. Jede Dehnungsübung wiederholen Sie ein- bis dreimal.
- Führen Sie die Rückenübungen bis zur letzten Sekunde konzentriert und kontrolliert durch.
- Ruhen Sie sich nach dem Rückentraining kurz aus.

Warm-up und Cool-down

Als Aufwärmprogramm eignet sich ein kleiner Spaziergang in der freien Natur. Alternativ können Sie auch Fahrrad fahren oder Joggen gehen. Falls Sie einen Hometrainer besitzen, ist dieser ebenso effektiv, um sich aufzuwärmen.
Falls Sie nichts dergleichen zur Verfügung haben und Sie nicht nach draußen wollen, können Sie z. B. folgendermaßen vorgehen: Marschieren Sie auf der Stelle. Heben Sie dabei die Knie hüfthoch und schwingen Sie die Arme schwungvoll, aber kontrolliert mit. Atmen Sie durch die Nase ein und durch den leicht geöffneten Mund aus. Nach ungefähr zwei bis drei Minuten intensivieren Sie die Bewegung. Strecken Sie die Arme in die Höhe und versuchen Sie, die obersten Äpfel eines imaginären Baumes zu erreichen und in einen Korb vor sich zu legen. Dabei marschieren Sie weiter auf den Fußspitzen, um sich so lang wie möglich zu

Aufbau eines Trainingsprogramms

Ihr Trainingsprogramm könnte beispielsweise folgendermaßen aufgebaut sein:

- **Warm-up** (z. B. Fahrrad fahren, walken oder joggen, marschieren auf der Stelle): ca. 10 Minuten
- **Rückentraining** (vier bis fünf Dehnungsübungen und vier bis fünf Kräftigungsübungen): 15–20 Minuten
- **Cool-down** (zwei bis drei Dehnungsübungen, Fahrrad fahren, walken oder joggen, marschieren auf der Stelle): 5–10 Minuten

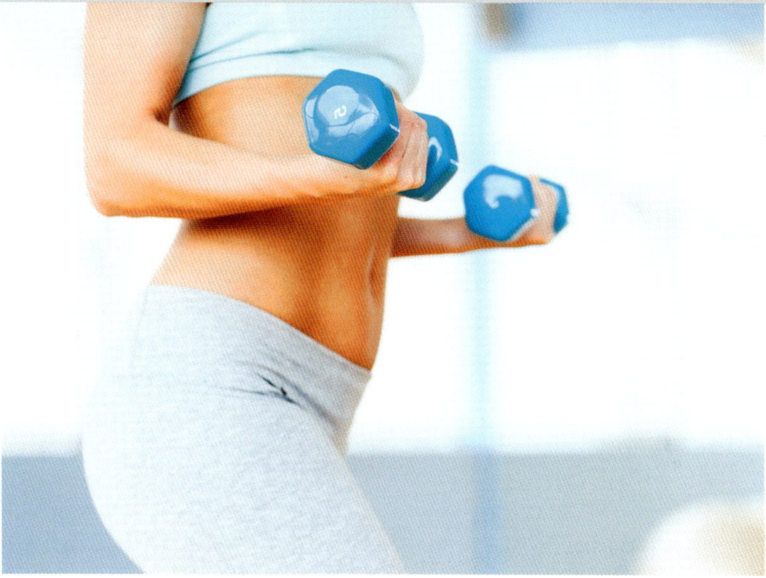

machen. Nach weiteren zwei bis drei Minuten beginnen Sie die Aufwärmübung von vorne. Nach zwei Durchgängen haben Sie sich optimalerweise 10 Minuten aufgewärmt.

Hilfsmittel

Im nachfolgenden Trainingsteil finden Sie Übungen für jedes Leistungsniveau und jeden Ausstattungsbestand. Vorgestellt werden z. B. Übungen mit einem Gymnastikball, für andere Übungen können Sie ein Theraband oder Hanteln verwenden. Falls Ihnen diese Trainingsgeräte zur Verfügung stehen, können Sie die entsprechenden Übungen ganz nach Belieben auswählen. Haben Sie diese Trainingsgeräte nicht zur Hand, lassen Sie die entsprechenden Übungen einfach weg.

Vordehnung

Eine optimale Vordehnung erleichtert die Kraftentfaltung der Muskeln. Bei zu großer oder zu geringer Vordehnung hingegen lässt die Kraft deutlich nach. Spüren Sie daher in Ihren Körper hinein, um herauszufinden, wie viel Vordehnung gut für Sie ist. Dafür gibt es nur ein Maß, und das ist Ihre eigene Einschätzung und Bewertung Ihres Zustands und Ihres Körpergefühls!

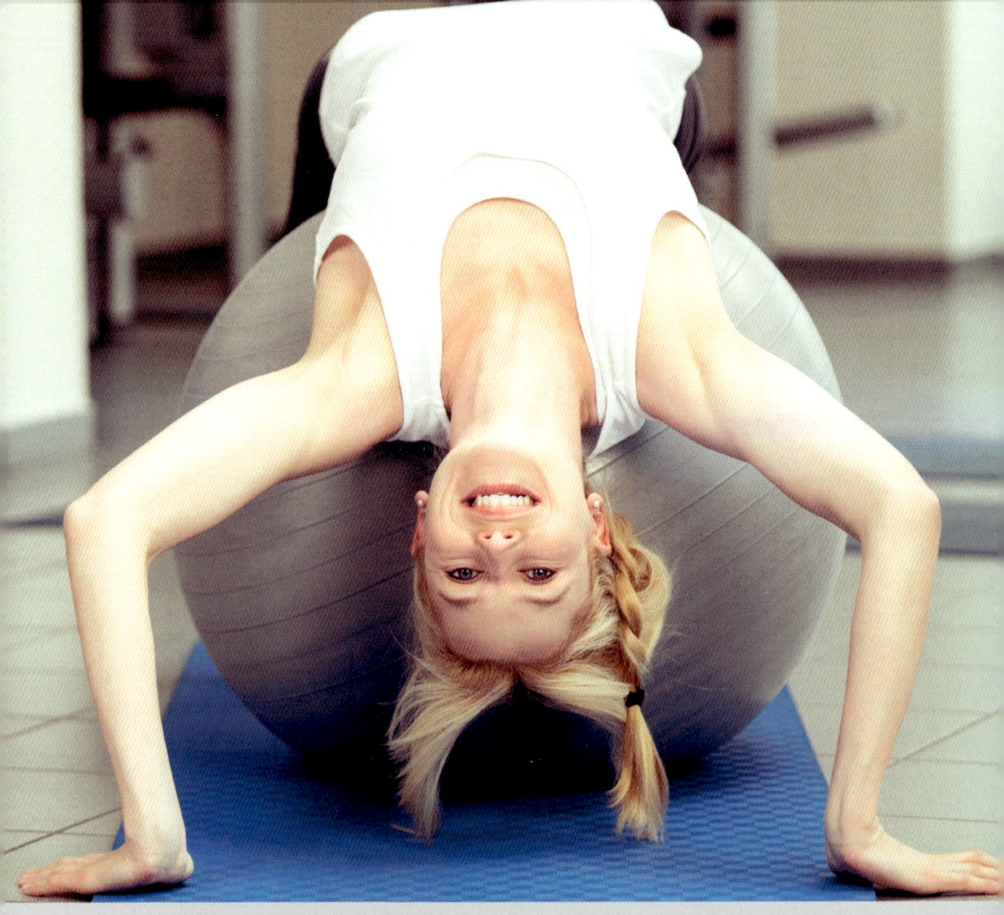

Wirbelsäulendehnung auf dem Gymnastikball

Die folgende Übung entspannt die ganze Körperrückseite, vor allem aber den Rücken. Diese Übung ist auch bei einem subakuten (d. h. relativ plötzlich auftretenden) Bandscheibenvorfall sehr wirksam und schmerzlindernd.

Ausgangsposition Legen Sie sich in Bauchlage auf einen Gymnastikball. Die Handflächen liegen ganzflächig vor Ihnen auf dem Boden. Die Fußspitzen sind ebenfalls auf dem Boden abgestützt.
Ausführung Atmen Sie bewusst tief in Brustkorb und Bauch ein und langsam wieder aus, um sich und Ihren Rücken zu entspannen. Die Position so lange halten, wie es Ihnen bequem ist.
Ziel Wirbelsäulendehnung zur Entlastung der Bandscheiben, Dehnung der autochtonen Muskulatur (Haltemuskulatur über der Wirbelsäule)

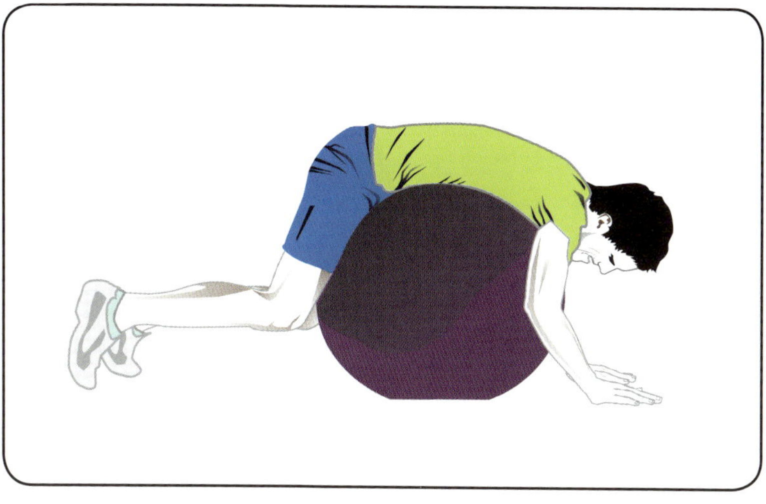

Brücke und Dehnung der Bauchmuskeln

Fast den ganzen Tag verbringen wir im Sitzen. Unsere Körpervorderseite kommt dabei im wahrsten Sinne des Wortes zu kurz. Daher sollte nicht nur der Rücken gedehnt werden, sondern auch die Körpervorderseite.

Ausgangsposition Setzen Sie sich auf einen Gymnastikball. Rutschen Sie Stück für Stück nach vorne und beugen Sie sich dabei immer weiter nach hinten, bis Ihr Rücken auf dem Ball aufliegt.
Ausführung Strecken Sie die Arme gerade nach hinten und lassen Sie Ihren Kopf absinken. Stützen Sie sich mit den Fingerspitzen hinter sich auf dem Boden ab. Bleiben Sie einige Sekunden in dieser Position und richten Sie sich danach langsam wieder auf. Machen Sie eine kurze Pause und wiederholen Sie die Übungen dreimal.
Ziel Dehnung der Bauchmuskulatur

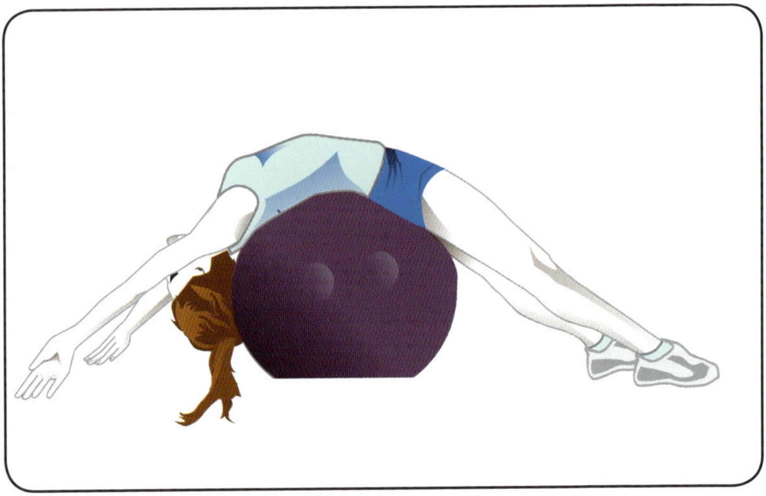

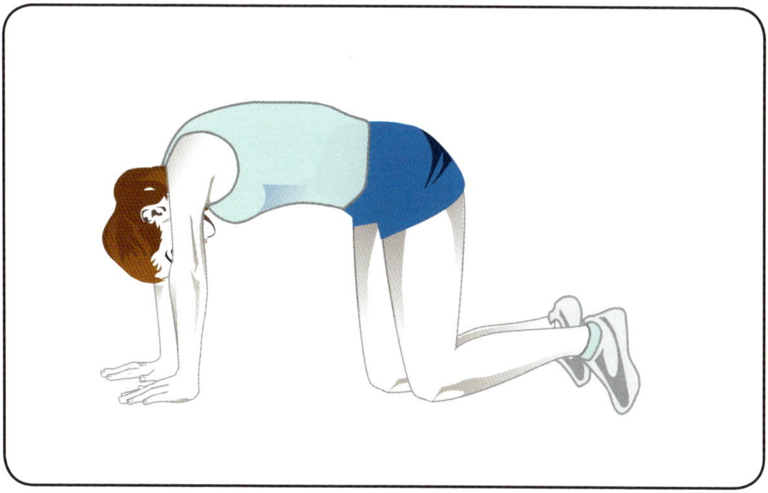

Hohlkreuz und Katzenbuckel

Dies ist eine sehr gute Übung, um die gesamte Wirbelsäule vom Kopf bis zum Steißbein in beide Richtungen zu dehnen und sie gleichzeitig zu mobilisieren und zu entspannen. Am effektivsten wird die Übung, wenn Sie im Wechsel beim Hohlkreuz ein- und beim Katzenbuckel ausatmen.

Ausgangsposition Begeben Sie sich in den Vierfüßlerstand. Der Rücken ist gerade und parallel zum Boden. Arme und Oberschenkel stehen parallel zueinander und jeweils etwa schulterbreit auseinander. Die Fußspitzen und Handflächen sind am Boden aufgestützt.
Ausführung Wölben Sie den Bauch vor, entspannen Sie den Beckenboden und gehen Sie ins Hohlkreuz. Halten Sie die Position 5–10 Sekunden. Spannen Sie nun den Beckenboden an und ziehen Sie den Bauchnabel zur Wirbelsäule. Machen Sie Ihren Rücken rund, bis er einen „Katzenbuckel" bildet. Halten Sie auch diese Position 5–10 Sekunden und kehren Sie zurück in die Ausgangsposition.
Ziel Dehnung und Entspannung der Rücken- und Bauchmuskulatur

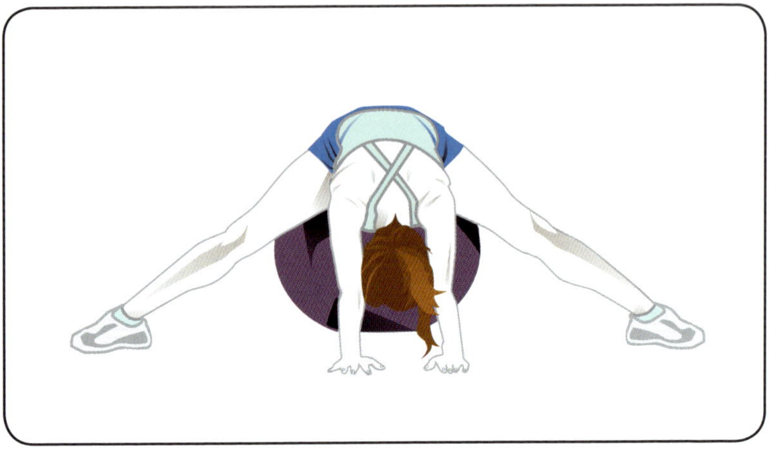

Rückendehnung mit dem Gymnastikball

Der aufrechte Gang wird überwiegend durch unsere Gesäßmuskulatur ermöglicht. Wenn wir den halben Tag auf diesen Muskeln sitzen, kann dies an dieser Stelle jedoch zu verklebten Faszien führen. Die folgende Übung hilft dabei, diese Muskeln zu lockern und Faszienverklebungen vorzubeugen. Ebenso werden dabei die Schulter- und die Brustmuskulatur vorbereitend auf die folgenden Übungen vorgedehnt.

Ausgangsposition Setzen Sie sich mit weit gespreizten Beinen auf einen Gymnastikball und beugen Sie Ihren Oberkörper nach vorne, bis die Hände mit den Handflächen auf dem Boden ruhen.
Ausführung Lassen Sie Ihren Oberkörper nach vorne unten hängen und bleiben Sie 3–5 Sekunden in dieser Position, bis Sie eine angenehme Dehnung im Rücken verspüren. Gehen Sie wieder in die Ausgangsposition zurück, pausieren Sie 3–5 Sekunden und wiederholen Sie die Übung.
Ziel Dehnung der Rücken und Brustmuskulatur sowie der Oberschenkelrückseite

Hüftbeugerdehnung mit Ball

Wird der Hüftbeugemuskel regelmäßig gedehnt, kann man damit einer Hohlkreuzhaltung entgegenwirken. Achten Sie darauf, dass Ihr Rumpf fest angespannt ist. Der Lendenbereich sollte durch Anspannen der Bauchmuskulatur fixiert sein.

Ausgangsposition Knien Sie im Vierfüßlerstand auf den Boden vor einen Gymnastikball.
Ausführung Legen Sie die Oberseite des linken Fußes auf dem Ball ab. Das Knie liegt am Boden auf. Bringen Sie das rechte Bein nach vorne, sodass der Fuß ganzflächig auf dem Boden steht. Die Zehen zeigen geradeaus, das Knie bildet einen rechten Winkel. Richten Sie Ihren Oberkörper auf. Stützen Sie die Hände in die Hüften. Halten Sie diese Position 20–30 Sekunden, bevor Sie langsam in die Ausgangsposition zurückgehen. Beine wechseln und wiederholen.
Ziel Dehnung der Oberschenkel- und der Hüftbeugemuskulatur

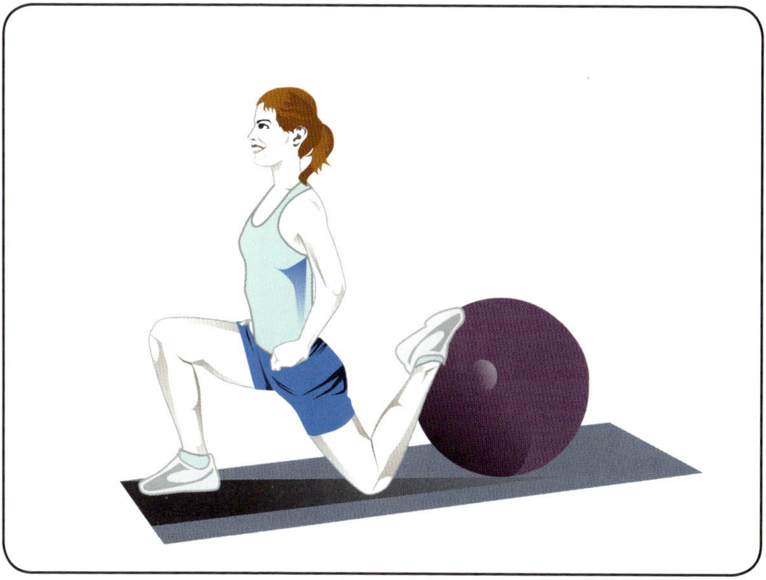

Hüftbeugerdehnung

Nicht jedem ist das Knien möglich. Sie können die Hüftbeugemuskulatur aber auch im tiefen Ausfallschritt dehnen und das Knie dabei vom Boden lösen. Um dabei nicht das Gleichgewicht zu verlieren, können Sie sich an der Wand oder an einem Stuhl festhalten.

Ausgangsposition Stehen Sie gerade. Machen Sie einen großen Ausfallschritt. Der Oberkörper ist aufrecht, die Arme stützen das vordere Bein ab.
Ausführung Drücken Sie die Hüfte nach vorne, bis es in der Hüftbeuge etwas zieht. Halten Sie die Spannung 10–20 Sekunden. Gehen Sie in den geraden Stand zurück und wiederholen Sie die Übung. Wechseln Sie das Bein und wiederholen Sie die gesamte Übung auf der anderen Seite.
Ziel Dehnung der Hüftbeugemuskulatur

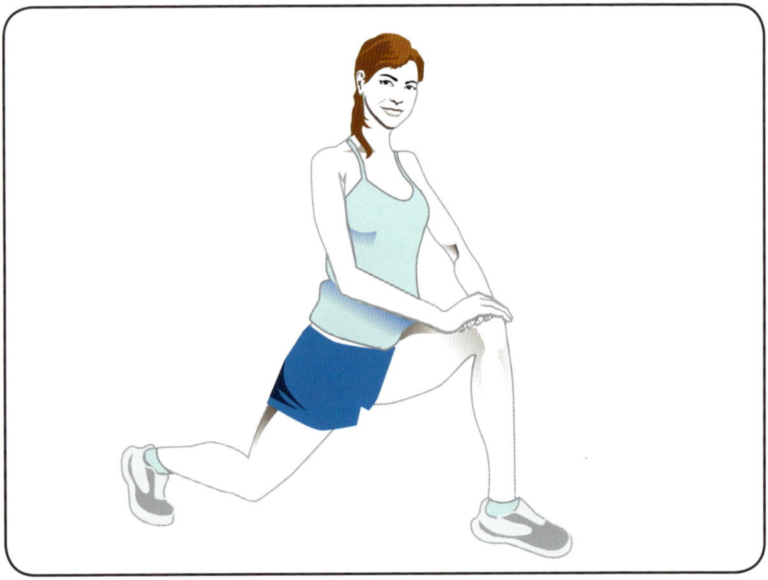

Dehnung der Seite

Unsere Wirbelsäule kann sich in drei Achsen und auf drei Ebenen bewegen. Meistens vergessen wir dabei die Seitneigung, die eine Rotation mit einschließt. Gerade in der Brustwirbelsäule ist die Seitneigung von hoher Bedeutung. Die unter den Rippen liegende Lunge wird bei dieser Übungen besser durchblutet, die Zwischenrippenmuskeln werden aktiviert und gedehnt. Die Nervenknoten rechts und links neben der Brustwirbelsäule werden in ihrer Funktion, die inneren Orange (Herz, Lunge und Verdauungsorgane) zu steuern, unterstützt.

Ausgangsposition Stehen Sie aufrecht. Die Beine stehen dabei schulterbreit, der Oberkörper ist gerade. Die Fußspitzen zeigen leicht nach außen.

Ausführung Stützen Sie die linke Hand in die Hüfte und strecken Sie den rechten Arm nach oben. Neigen Sie Oberkörper und Arm nach links. Stabilisieren Sie dabei das Becken und achten Sie darauf, die Hüfte nicht zu verdrehen. 10–20 Sekunden halten und zweimal pro Seite wiederholen.

Ziel Dehnung der seitlichen Rumpfmuskulatur

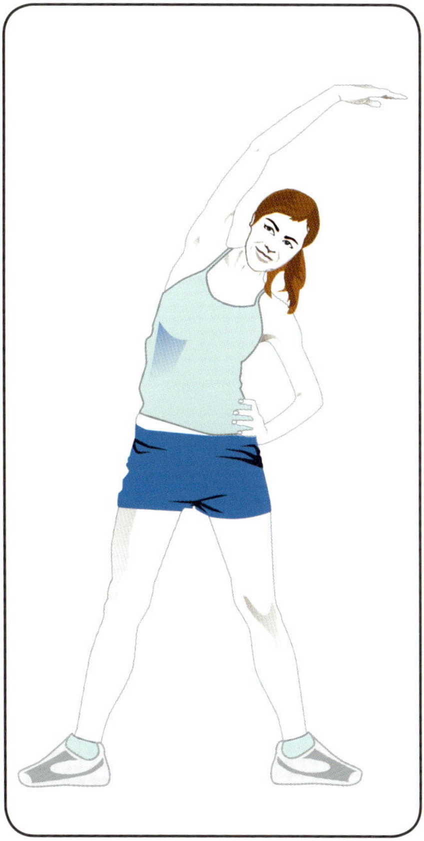

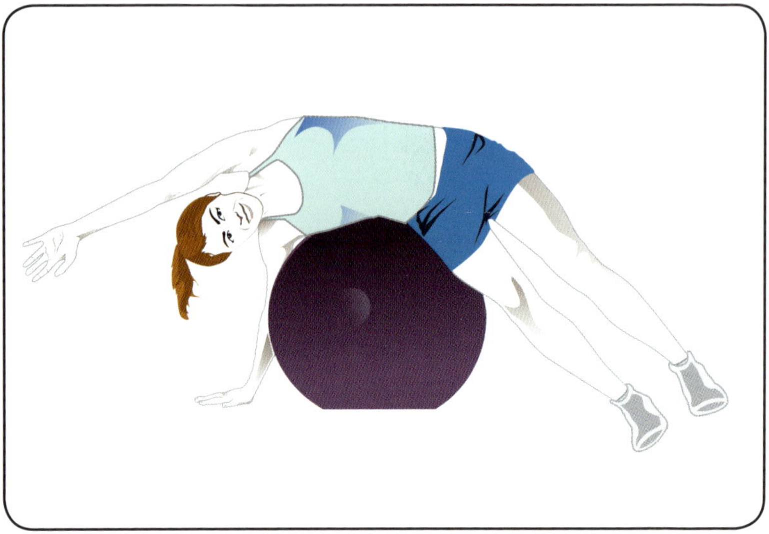

Seitliche Dehnung

Wenn Sie einen Gymnastikball zur Verfügung haben, können Sie auch diesen für die seitliche Dehnung zu Hilfe nehmen. Der Ball macht die Übung wesentlich effektiver, gleichzeitig wird der Körper dabei etwas vom eigenen Gewicht entlastet und die Beckenmuskulatur dadurch entspannt. Verstärken Sie die Dehnung durch tiefes, langsames Ein- und Ausatmen.

Ausgangsposition Legen Sie sich mit der linken Seite auf einem Gymnastikball. Mit der linken Hand stützen Sie sich auf dem Boden ab. Die Beine sind gestreckt und stabilisieren die Position auf der anderen Seite des Balls.
Ausführung Heben Sie Ihren rechten Arm lang gestreckt über den Kopf. Halten Sie die Dehnung 30 Sekunden. Wiederholen Sie die Übung mit der anderen Seite.
Ziel Dehnung der seitlichen Flanke/Rumpfmuskulatur

Dehnung des Rückens

Wenn Sie nicht unter Kniebeschwerden leiden, ist dies eine sehr gute Übung, die nicht nur dabei hilft, den Rücken zu dehnen und zu entspannen, sondern auch dabei, sich zu sammeln und zu zentrieren. Lassen Sie sich fallen und nehmen Sie eine entspannte, angenehme Dehnungsposition ein!

Ausgangsposition Knien Sie sich auf einer Gymnastikmatte auf den Boden. Die Beine stehen dabei etwa schulterbreit auseinander.
Ausführung Strecken Sie die Arme gerade nach vorne und senken Sie Ihren Oberkörper zum Boden ab, sodass die Handflächen auf dem Boden aufsetzen. Der Körper ruht zwischen den Oberschenkeln, die Arme liegen lang gestreckt neben dem Kopf, der Blick ist nach unten gerichtet. Schieben Sie die Fingerspitzen nach vorn, um die Rückenmuskulatur zu strecken. Halten Sie die Dehnung 10–20 Sekunden. Richten Sie sich wieder auf und wiederholen Sie die Übung.
Ziel Dehnung der Rückenmuskulatur

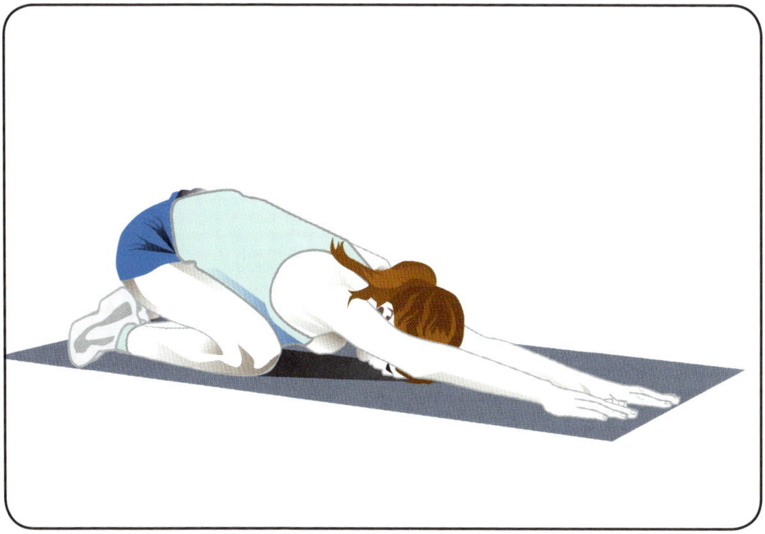

Dehnung der Beinrückseite

Eine flexible Oberschenkelrückseite ermöglicht uns das bequeme Beugen und Bücken, ohne die Bewegung aus der Lendenwirbelsäule heraus ausführen zu müssen. Bewegliche Muskeln verleihen mehr Bewegungsfreiheit und schützen vor Überlastung.

Ausgangsposition Stehen Sie aufrecht, die Fußspitzen zeigen dabei nach vorne. Strecken Sie ein Bein gerade nach vorne und setzen Sie die Ferse auf dem Boden auf, beugen Sie dabei gleichzeitig das andere Bein und stützen Sie sich mit beiden Händen über dem Knie des gebeugten Beins auf.

Ausführung Beugen Sie den Rumpf gerade nach vorne, bis Sie in der Beinrückseite ein leichtes Ziehen verspüren. Halten Sie die Position 10–20 Sekunden. Gehen Sie in den aufrechten Stand zurück und wiederholen Sie die Dehnung. Wechseln Sie dann die Seite und wiederholen Sie die gesamte Übung.

Ziel Dehnung der Beinrückseite

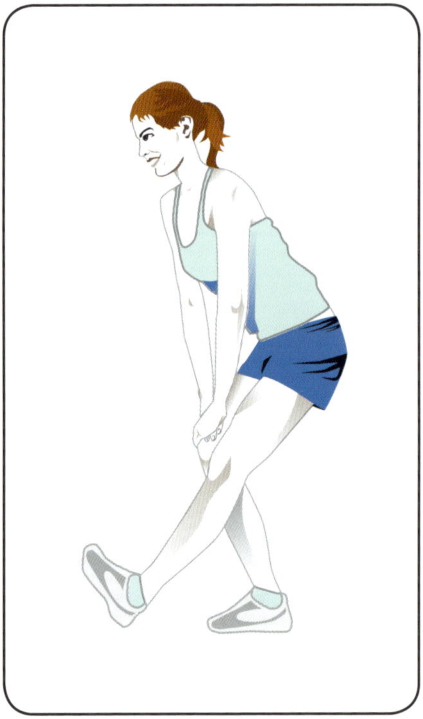

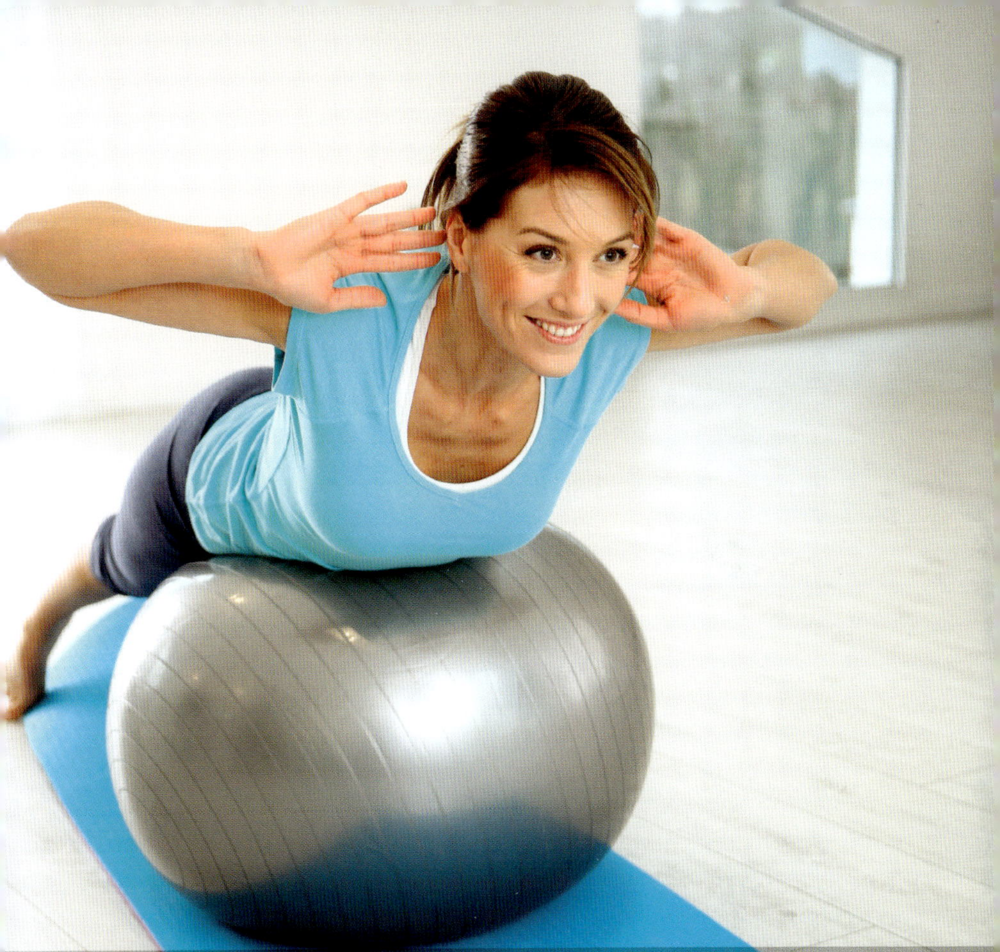

Untere Rücken-, Gesäß- und hintere Beinmuskeln

Die Rückenmuskulatur ist vor allem für die Streckung der Wirbelsäule zuständig. Ein unzureichender Trainingszustand führt schnell zu einer Überlastung der Wirbelgelenke und Bandscheiben. Wichtig für eine effektive Vorbeugung ist daher ein geeignetes und regelmäßiges Training.

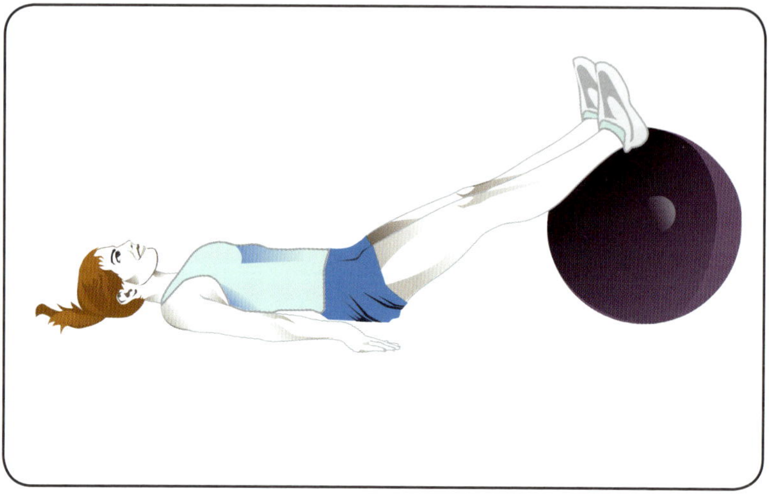

Becken heben mit Gymnastikball

Von den Fersen bis zum Hinterhaupt werden bei dieser Übung alle Muskeln beansprucht, wobei der Schwerpunkt im unteren Rücken und in der Gesäßmuskulatur liegt. Da die Füße auf einer instabilen Unterlage liegen, wird der Gleichgewichtssinn mittrainiert.

Ausgangsposition Legen Sie sich in Rückenlage auf den Boden. Die Beine sind dabei aufgestellt und der Gymnastikball steht mit etwas Abstand vor Ihren Füßen. Ihre Arme liegen ausgestreckt neben dem Körper, die Handflächen liegen auf dem Boden auf.

Ausführung Heben Sie die Beine an und stützen Sie Ihre Fersen auf den Ball. Strecken Sie die Beine aus und ziehen Sie die Fußspitzen zu sich hin. Spannen Sie das Gesäß an und heben Sie Ihr Becken in Richtung Decke, bis Ihr Körper eine gerade Linie beschreibt. Halten Sie die Position 1–2 Sekunden. Dann senken Sie das Becken, legen es jedoch nicht auf dem Boden ab. Machen Sie zwei- bis dreimal 12–15 Wiederholungen.

Ziel Kräftigung der gesamten hinteren Körperseite und Gleichgewichtsschulung

Beckenlift

Bei dieser Übung, die im Liegen auf einer Gymnastikmatte ausgeführt wird, ist die beanspruchte Muskulatur deutlich zu spüren: Vorrangig wird dabei der Rückenstrecker angesprochen, also die Muskulatur der Lendenwirbel. Wird diese Muskulatur regelmäßig trainiert, kann dies zur Vorbeugung von Rückenbeschwerden beitragen. Achten Sie immer darauf, dass das Becken während des Haltens nicht absinkt. Behalten Sie die gerade Körperlinie stets bei!

Ausgangsposition Legen Sie sich auf den Rücken, die Arme liegen dabei ausgestreckt mit den Handflächen nach unten neben dem Körper.
Ausführung Stellen Sie die Beine auf und heben Sie das Gesäß so an, dass Schultern, Hüfte und Knie eine Linie bilden. Halten Sie die Position 10–15 Sekunden, kommen Sie in die Ausgangsposition zurück und wiederholen Sie die Übungen zweimal.
Ziel Kräftigung der unteren Rückenmuskulatur und der Gesäßmuskulatur sowie der hinteren Oberschenkelmuskulatur

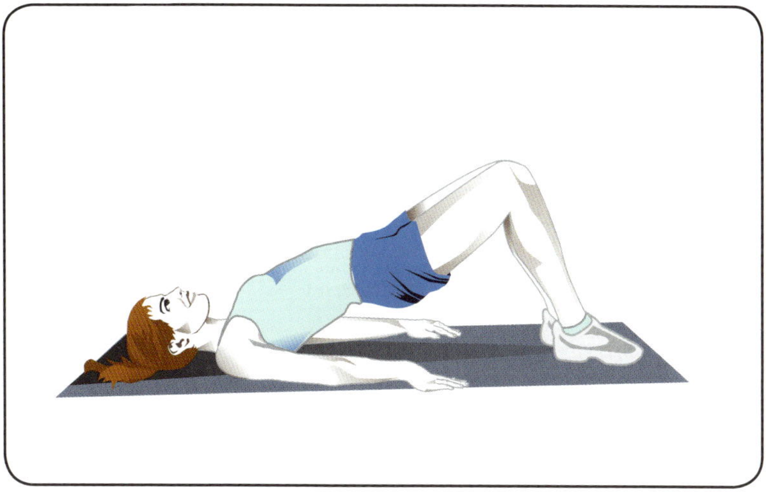

Hüftstrecker mit Ball

Falls Sie wegen Schmerzen im Beckenbereich, mangelnder Beweglichkeit oder sonstigen Problemen schlecht auf dem Rücken liegen können, ist diese Übung eine gute Alternative, um die Hüftstrecker, also die Gesäßmuskulatur, zu trainieren.

Ausgangsposition Legen Sie sich mit Bauch und Becken auf einen Gymnastikball. Der Kopf bildet mit Rücken und Gesäß eine gerade Linie. Der Blick ist nach unten gerichtet. Ihre Hände sind genau unterhalb der Schultern auf dem Boden aufgestützt. Die Zehenspitzen setzen auf der anderen Seite des Balls auf dem Boden auf.
Ausführung Spannen Sie Ihre Bauchmuskeln, Ihre Hüfte und Ihr Gesäß an und heben Sie die Beine so weit an, dass sie mit Kopf, Rücken und Gesäß eine gerade Linie bilden. Halten Sie die Position 1–2 Sekunden und lassen Sie dann die Beine langsam zurück in die Ausgangsposition sinken. Machen Sie zwei- bis dreimal 12–15 Wiederholungen.
Ziel Kräftigung der unteren Rückenmuskulatur und der Gesäßmuskulatur sowie der hinteren Oberschenkelmuskulatur, Verbesserung der Körperspannung

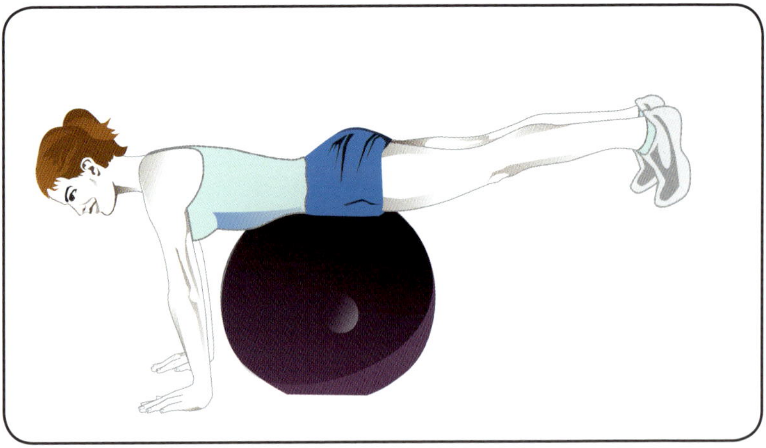

Kreuzheben

Beim Kreuzheben ist die richtige Übungsausführung das A und O: Beugen Sie sich ausschließlich aus der Hüfte nach vorne, der Rücken bleibt dabei kerzengerade und die Knie sind ungefähr zu 20 Grad gebeugt. Wenn Sie keine Hanteln zur Hand haben, können Sie auch mit einer leeren (!) Getränkekiste üben. Die Arme bleiben beim Aufrichten gerade, aber immer nah am Körper. Stellen Sie sich dabei vor, Sie würden Ihre Beine mit den Hanteln „rasieren".

Ausgangsposition Stehen Sie gerade und halten Sie die Hanteln jeweils vor den Oberschenkeln. Die Füße stehen hüftbreit auseinander und die Knie sind leicht gebeugt.

Ausführung Knicken Sie in der Hüfte ab und beugen Sie den Oberkörper vor, bis er parallel zum Boden steht. Die Hanteln halten Sie dabei immer nah an den Beinen. Halten Sie den Rücken gerade, spannen Sie das Gesäß an und kommen Sie so wieder in die Ausgangsposition zurück. Machen Sie zwei- bis dreimal 12–15 Wiederholungen.

Ziel Kräftigung der Rückenmuskulatur und Gesäßmuskulatur, Verbesserung des Körpergefühls

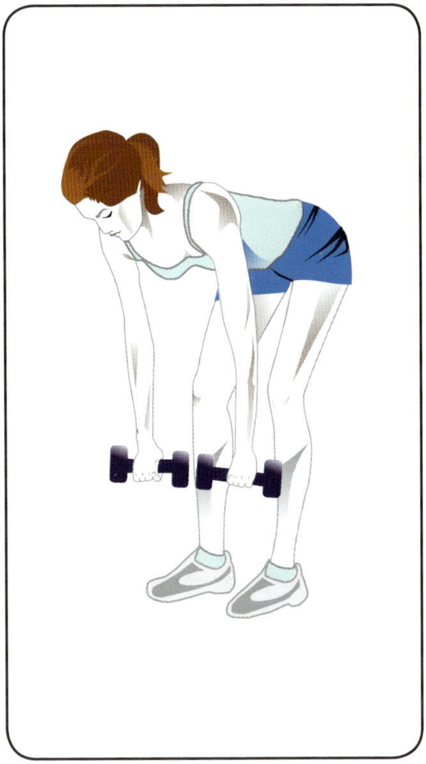

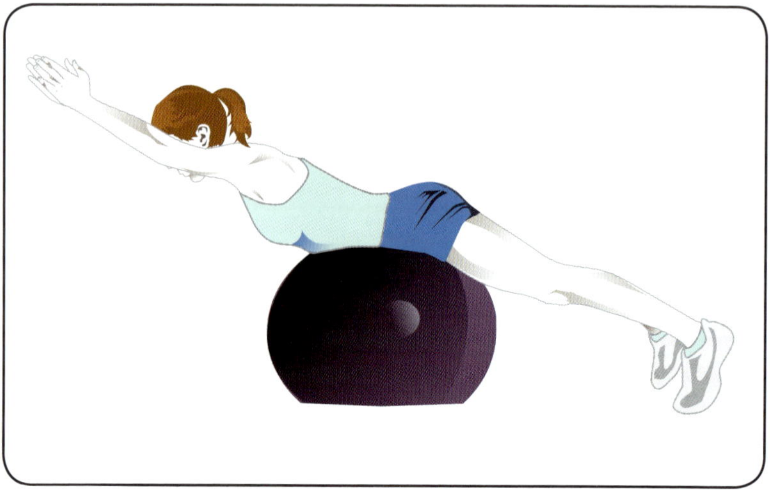

Verneigende Kobra

Ein muskuläres Ungleichgewicht kann zu einer Hohlkreuzhaltung und damit zu Rückenbeschwerden führen. So ist beispielsweise der Gesäßmuskel an der Beckenaufrichtung beteiligt. Wird er gekräftigt, kann dies einem Hohlkreuz entgegenwirken.

Ausgangsposition Legen Sie sich etwa zwei Schritte von einer Wand entfernt mit den Hüften auf einen Gymnastikball, strecken Sie die Arme gerade nach vorne und legen Sie die Handflächen auf dem Boden ab. Die Füße stützen Sie gegen die Wand, die Zehen stellen Sie auf dem Boden auf. Der Blick ist nach unten gerichtet.
Ausführung Legen Sie Ihre Hände hinter den Kopf oder strecken Sie die Arme lang über dem Kopf aus. Spannen Sie Ihre Gesäßmuskeln an und heben Sie den Oberkörper an, bis Ihr Körper eine gerade Linie bildet. Halten Sie die Position 1–2 Sekunden und gehen Sie dann langsam in die Ausgangsstellung zurück. Machen Sie zwei- bis dreimal 12–15 Wiederholungen.
Ziel Kräftigung der unteren Rückenmuskulatur und der Gesäßmuskulatur

Obere Rücken- und Schultermuskulatur

Die großen Rückenmuskeln haben vor allem eine Bewegungs- und Stützfunktion. Die kleinen, in der Tiefe angeordneten Muskeln hingegen stabilisieren die Wirbelsäule. Deshalb finden Sie im Folgenden viele Übungen, in denen das Gleichgewicht mittrainiert wird, um auch die tief liegenden Muskeln zu erreichen.

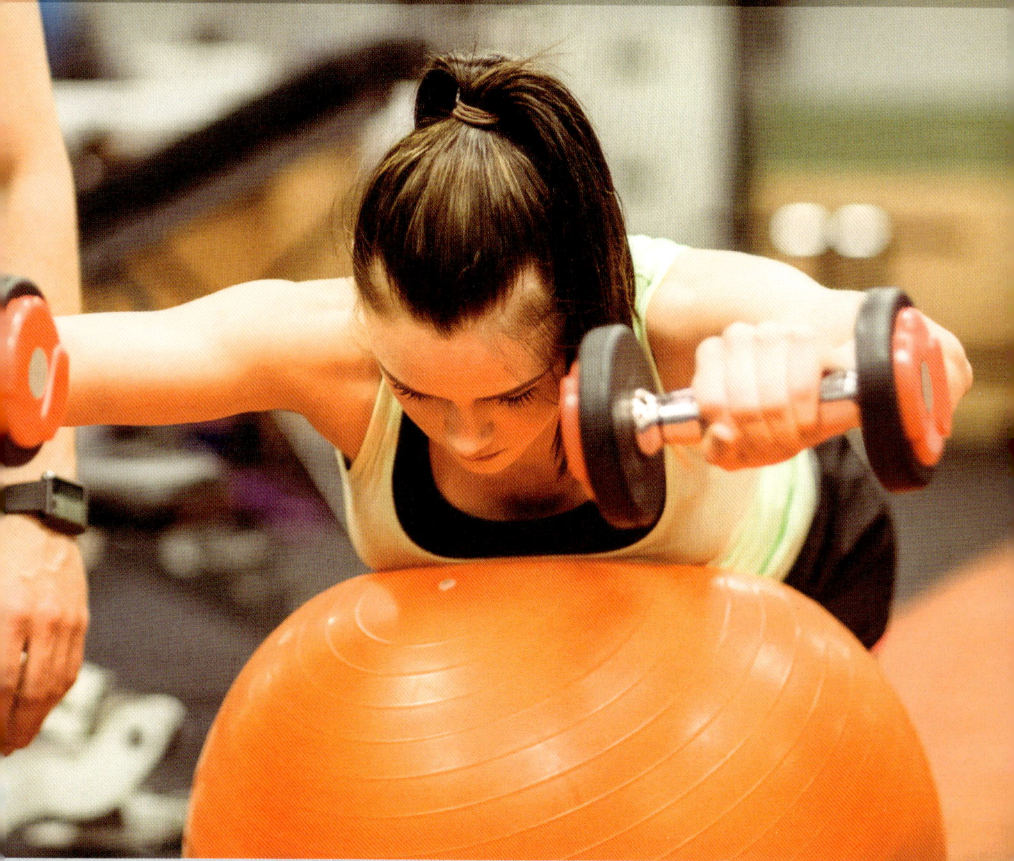

Superman im Kniestand I

Für alle, die lieber auf festem Untergrund trainieren, empfiehlt sich die folgende Variante zur Kräftigung der Rückenmuskulatur. Je nach Geschicklichkeit, Koordinationsfähigkeit und Gleichgewichtssinn können Sie dabei nicht nur die Beine im Wechsel heben, sondern auch gegengleich die Arme dazunehmen.

Ausgangsposition Begeben Sie sich in den Vierfüßlerstand. Arme und Beine stehen etwa hüft- bzw. schulterbreit. Fußspitzen und Handflächen sind auf dem Boden aufgestützt. Das Gewicht lastet auf Knien und Händen. Der Rücken ist gerade und parallel zum Boden. Der Blick ist zu Boden gerichtet.
Ausführung Spannen Sie Bauch und Po an. Atmen Sie ruhig und gleichmäßig weiter, während Sie das rechte Bein in die Horizontale heben. Ziehen Sie dabei die rechte Fußspitze an. Halten Sie die Position 10–15 Sekunden und kehren Sie in die Ausgangsposition zurück. Machen Sie pro Seite drei Durchgänge.
Ziel Kräftigung der unteren Rücken- und Gesäßmuskulatur sowie der Oberschenkelmuskulatur

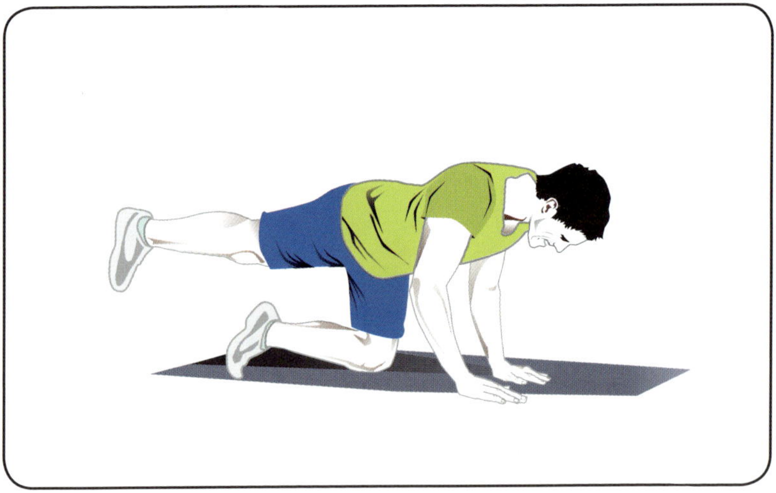

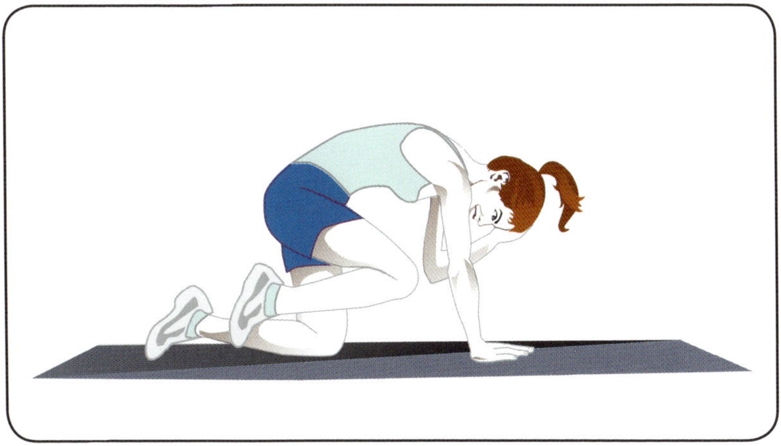

Superman im Kniestand II

Dies ist eine der besten Übungen, um die gesamte Muskulatur zu kräftigen, die Koordination zu schulen, den Gleichgewichtssinn zu fördern und die Flexibilität zu verbessern. Diese Übung ist anspruchsvoll und hocheffektiv.

Ausgangsposition Begeben Sie sich in den Vierfüßlerstand. Der Rücken ist gerade und parallel zum Boden, Arme und Beine stehen parallel zueinander sowie schulter- bzw. hüftbreit, die Fußspitzen und Handflächen sind auf dem Boden abgestützt. Der Blick ist nach unten gerichtet. Die Arme sind leicht gebeugt.

Ausführung Strecken Sie das rechte Bein und den linken Arm bis in die Waagerechte (bitte nicht höher!). Führen Sie dann Ellenbogen und Knie zusammen, sodass sie sich berühren und der Rücken rund wird. Der Blick geht nun in Richtung Knie. Gehen Sie dann wieder in die Ausgangsposition zurück. Machen Sie zwei- bis dreimal 12–15 Wiederholungen pro Seite.

Ziel Kräftigung der unteren Rückenmuskulatur, der Gesäßmuskulatur sowie der Oberschenkelmuskeln

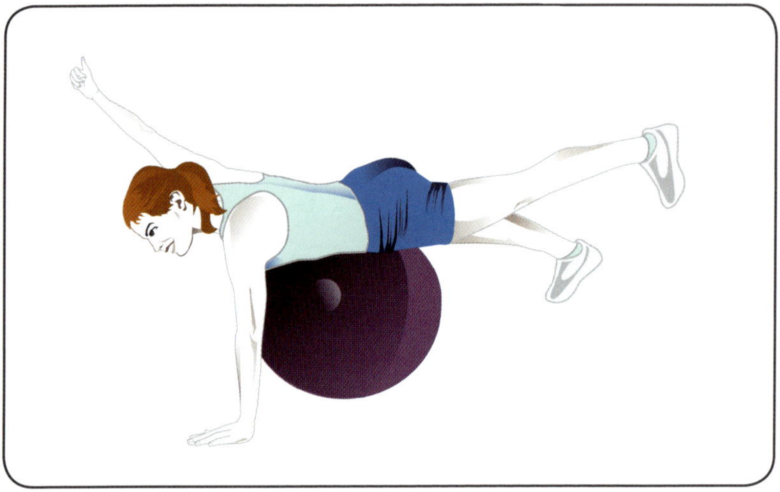

Abwechselnder Superman auf dem Gymnastikball

Um den Gleichgewichtssinn zusätzlich zu trainieren, nehmen Sie einen Gymnastikball zu Hilfe. Achten Sie darauf, dass die Gesäßmuskeln am Ende der Bewegung fest angespannt sind und halten Sie den Kopf die ganze Zeit in einer Linie mit dem restlichen Körper.

Ausgangsposition Legen Sie sich mit Bauch und Hüften auf einen Gymnastikball. Der Blick weist nach unten, die Arme sind schulterbreit, Handflächen und Fußspitzen sind auf dem Boden abgestützt.
Ausführung Heben Sie langsam das linke Bein und den rechten Arm vom Boden. Der Arm wird in einem 45-Grad-Winkel abgespreizt und der Daumen zeigt nach oben. Das gegenüberliegende Bein wird gestreckt und mit angezogener Fußspitze so weit es geht nach oben geführt. Halten Sie die Position 1–2 Sekunden. Legen Sie Arm und Bein gleichzeitig ab und wechseln Sie die Seite.
Ziel Kräftigung der autochtonen Muskulatur (Haltemuskulatur über der Wirbelsäule) und Gleichgewichtschulung

Superman in Bauchlage

Die einfachste Ausgangsposition für den Superman ist die Bauchlage auf dem Boden. Die Beckenknochen können hier jedoch durch den Druck, der auf ihnen lastet, schmerzen. Legen Sie daher am besten ein Kissen auf Höhe des Beckens unter die Matte.

Ausgangsposition Legen Sie sich in Bauchlage auf eine Gymnastikmatte. Strecken Sie die Arme und Beine gerade aus, die Arme liegen schulterbreit mit den Handflächen nach unten auf dem Boden. Die Beine stehen dicht beieinander, die Fußspitzen sind gestreckt. Alternativ können Sie auch die Hände an die Schläfen nehmen. Bitte legen Sie die Hände nicht in den Nacken, denn dies schadet der Halswirbelsäule, da sie dem so entstehenden Druck standhalten müsste!
Ausführung Heben Sie beim Einatmen Arme und Beine langsam und gleichzeitig möglichst gestreckt an. Beim Ausatmen senken Sie Arme und Beine wieder ab, legen sie jedoch nicht auf dem Boden ab. Machen Sie zwei- bis dreimal 12–15 Wiederholungen.
Ziel Kräftigung der autochtonen Muskulatur (Haltemuskulatur über der Wirbelsäule)

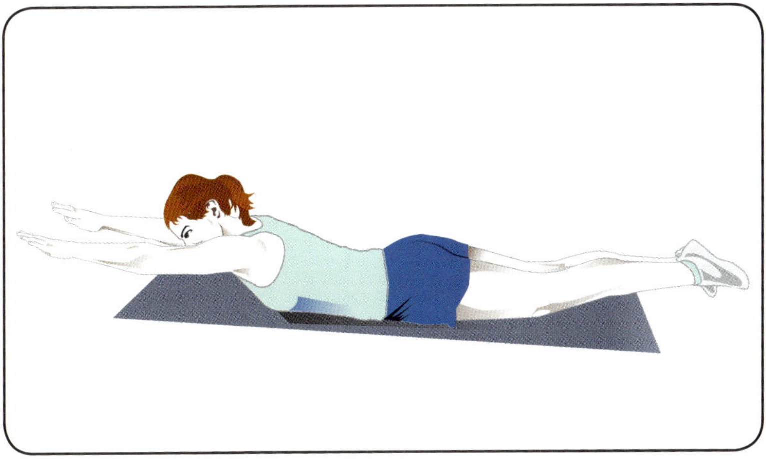

Kurzhantelrudern

Dies ist eine recht anspruchsvolle, aber sehr effektive Übung, um nicht nur die oberen Rückenmuskeln und Schultermuskel zu kräftigen, sondern auch die Körperspannung und das Körpergefühl zu verbessern. Senken Sie Ihren Oberkörper, um die Schwierigkeit zu erhöhen, oder stehen Sie aufrechter, um die Übung zu erleichtern.

Ausgangsposition Stellen Sie sich gerade hin. Die Füße stehen schulterbreit auseinander, die Zehenspitzen zeigen nach vorne. Halten Sie in jeder Hand eine Kurzhantel.

Ausführung Gehen Sie leicht in die Knie, beugen Sie den Oberkörper gerade nach vorne und schieben Sie das Gesäß leicht nach hinten. Lassen Sie die Arme hängen, sodass sich die Gewichte etwa auf Schienbeinhöhe befinden. Die Handflächen zeigen zueinander. Ziehen Sie die Kurzhanteln bis kurz vor den Bauch. Führen Sie dabei die Ellenbogen wie zwei Haifischflossen gerade nach oben. Halten Sie die Position 2 Sekunden und senken Sie die Hanteln dann kontrolliert wieder ab. Machen Sie zwei- bis dreimal 12–15 Wiederholungen.

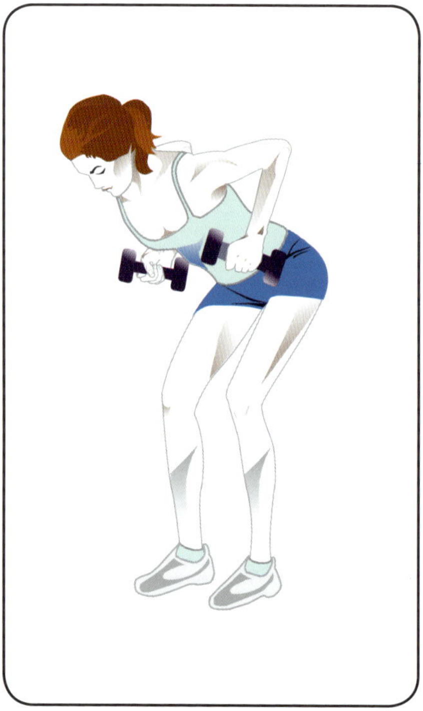

Ziel Kräftigung der Rumpf- und Rückenmuskulatur und des Bizeps

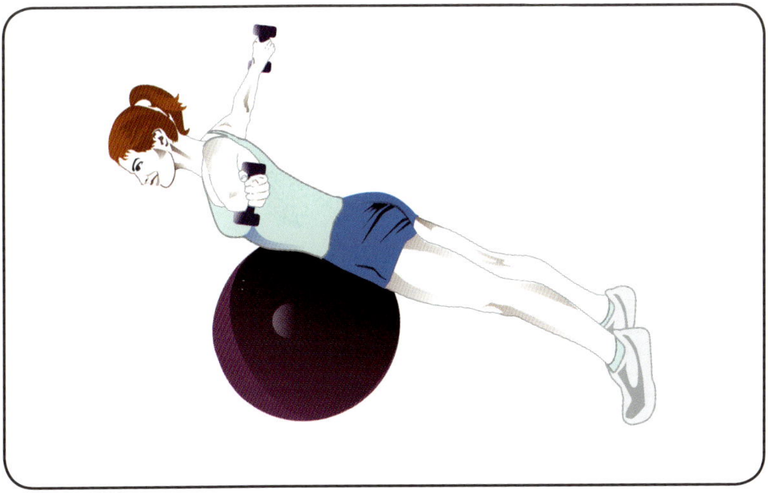

T-Heben mit Hanteln

Für diese Übung benötigen Sie einen Gymnastikball und Kurzhanteln oder ein Theraband. Kräftigen Sie Ihre Rückenmuskeln zwischen den Schulterblättern, indem Sie Ihre Arme getreckt zur Seite heben, den Rumpf aber unverändert aufrecht und gerade halten.

Ausgangsposition Legen Sie sich mit Bauch und Hüften auf einen Gymnastikball und halten Sie die Hanteln oder das Theraband in der rechten und linken Hand. Der Rücken ist gerade und bildet mit Kopf und Beinen eine Linie. Der Blick ist nach unten gerichtet, die Zehen stellen Sie auf den Boden auf und die Fußsohlen stützen Sie gegen eine Wand.
Ausführung Spannen Sie Ihren oberen Rücken an, indem Sie die Schulterblätter zusammenziehen. Heben Sie Ihre Arme zur Seite, bis sie sich auf Schulterhöhe parallel zum Boden befinden. Halten Sie die Position 1 Sekunde und kommen Sie dann in die Ausgangsposition zurück. Machen Sie zwei- bis dreimal 12–15 Wiederholungen.
Ziel Kräftigung der oberen und unteren Rückenmuskulatur, der Schulter- und Armmuskulatur sowie der Gesäßmuskulatur

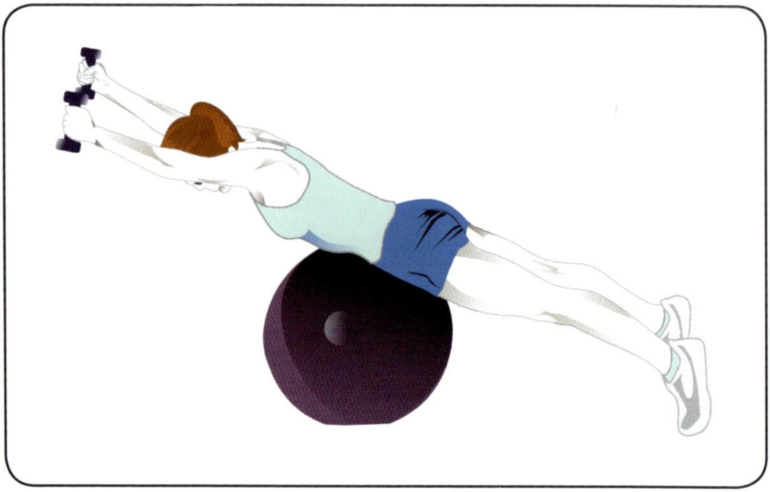

Y-Heben mit Hanteln

Durch das zusätzliche Gewicht der Hanteln wird die Übung sehr effektiv und bildet ein sehr gutes Training für den oberen Rücken sowie die Schulter- und Nackenmuskeln.

Ausgangsposition Legen Sie sich mit Bauch und Hüften auf einen Gymnastikball. Kopf, Rücken und Beine bilden eine gerade Linie, der Blick ist nach unten gerichtet. Die Zehen stellen Sie auf dem Boden auf, die Fußsohlen stützen Sie gegen eine Wand. Die Beine stehen etwa hüftbreit, die Arme hängen nach unten. Halten Sie die Kurzhanteln in der rechten und linken Hand. Die Handflächen weisen zueinander, mit den Fäusten stützen Sie sich vorne am Boden ab.
Ausführung Heben Sie Ihre Arme im 30-Grad-Winkel y-förmig nach vorne oben, sodass sie mit dem restlichen Körper eine gerade Linie von den Füßen bis zu den Händen bilden. Halten Sie die Position 1–2 Sekunden und gehen Sie dann langsam in die Ausgangsstellung zurück. Machen Sie zwei- bis dreimal 12–15 Wiederholungen.
Ziel Kräftigung der oberen Rückenmuskulatur, der Schulter- und Armmuskulatur sowie der unteren Rücken- und Gesäßmuskulatur

Handtuchziehen in den Nacken

Diese Übung dehnt die Brustmuskulatur, kräftigt die Schulter- und obere Rückenmuskulatur und schult die Körperhaltung. Falls Ihnen das Ziehen des Handtuchs in den Nacken Probleme bereitet, können Sie die Bewegung auch über der Brust ausführen.

Ausgangsposition Stehen Sie aufrecht. Die Beine stehen etwa schulterbreit auseinander. Greifen Sie vor dem Körper etwas weiter als schulterbreit jeweils die Enden eines zusammengerollten Handtuchs.
Ausführung Beugen Sie die Knie ganz leicht und führen Sie das Handtuch mit gestreckten Armen zur Decke. Bauen Sie dabei Körperspannung auf und ziehen Sie das Handtuch auseinander. Führen Sie die Arme mit dem gespannten Handtuch langsam hinter dem Kopf in den Nacken. Arme und Schultern dabei so fest es geht anspannen und auch das Handtuch die ganze Zeit über kräftig auseinanderziehen. Ziehen Sie in der tiefsten Position die Schulterblätter fest zusammen. Halten Sie kurz die Spannung und strecken Sie dann die Arme wieder nach oben. Beliebig oft wiederholen.
Ziel Kräftigung des oberen Rückens, der Schultern und der Arme

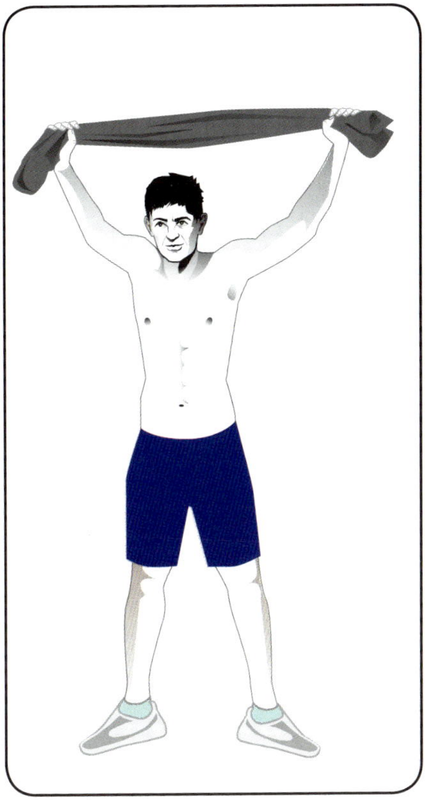

Tuchheben hinter dem Rücken

Diese Übung stärkt nicht nur den Rücken, sondern dehnt auch eventuell verkürzte Brustmuskeln. Hören Sie dabei unbedingt mit der Bewegung auf, bevor sie schmerzhaft wird. Bei regelmäßiger Übung wird sich Ihre Beweglichkeit rasch verbessern.

Ausgangsposition Stehen Sie aufrecht und blicken Sie geradeaus. Ihre Beine befinden sich hüftbreit auseinander und die Fußspitzen weisen nach vorne. Greifen Sie etwas breiter als schulterbreit die Enden eines zusammengerollten Handtuchs hinter dem Rücken. Die Handrücken weisen dabei nach vorne.

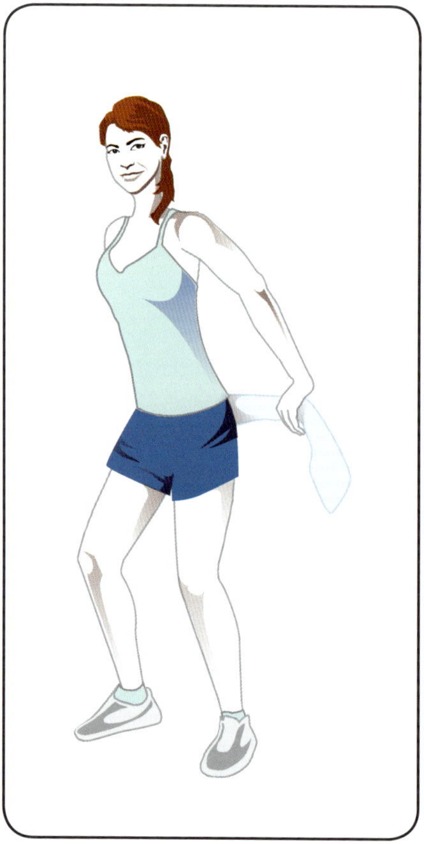

Ausführung Beugen Sie leicht die Knie und heben Sie das Handtuch hinter dem Gesäß leicht an. Mit den Händen ziehen Sie es auseinander, als würden Sie das Handtuch zerreißen wollen. Die Schultern bleiben dabei immer unten, die Arme sind gestreckt und gehen nach hinten vom Körper weg. Halten Sie die Spannung 15 Sekunden und kommen Sie dann in die Ausgangsposition zurück. Wiederholen Sie die Übung fünfmal.

Ziel Kräftigung der oberen Rückenmuskulatur, Dehnung der Brustmuskulatur

Adler

Durch die langanhaltend gekrümmte Körperhaltung am Schreibtisch stauen sich die Bauchorgane, die Halswirbelsäule wird überlastet und die Brustmuskulatur verkürzt sich. Die folgende Übung ist daher eine Pflichtübung für alle „Schreibtischtäter“: Nehmen Sie sich täglich zwei- bis dreimal Zeit, sie an Ihrem Arbeitsplatz als aktive Pause einzubauen.

Ausgangsposition Setzen Sie sich auf einen Hocker. Die Beine stehen etwa hüftbreit, die Fußspitzen weisen nach vorne, der Rücken ist gerade und der Kopf wird in Verlängerung des Rückens gehalten.

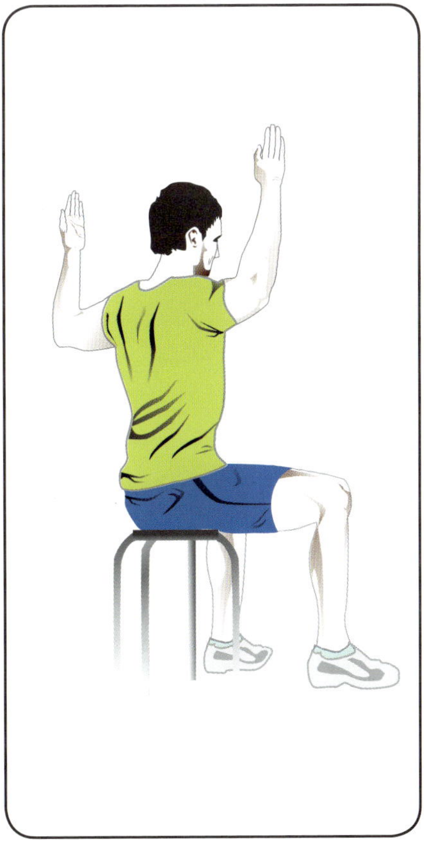

Ausführung Halten Sie Ihre Oberarme waagerecht und winkeln Sie die Unterarme gerade nach oben an („U-Halte“). Die Handflächen zeigen dabei nach innen. Ziehen Sie nun die Schulterblätter mit maximaler Kraft nach hinten unten. Halten Sie die Spannung 10–15 Sekunden, lassen Sie die Schultern wieder locker und wiederholen Sie die Übung zehnmal.

Ziel Kräftigung der Muskulatur zwischen den Schulterblättern sowie Dehnung der eventuell verkürzten Brustmuskulatur

Hackbewegungen

Diese Übung setzt an den Rückenschichten an, die die Wirbelsäule stabilisieren. Mindestens dreimal wöchentlich ausgeführt, hilft sie dem Rücken, jeder Alltagssituation gewachsen zu sein und dabei keinen Schaden zu nehmen. Achten Sie auf jeden Fall darauf, den Körper bei der Bewegung ruhig zu halten und vergessen Sie auch nicht, ruhig und gleichmäßig weiterzuatmen.

Ausgangsposition Stehen Sie aufrecht. Die Beine sind dabei etwa hüftbreit auseinander.

Ausführung Beugen Sie die Knie und schieben Sie das Gesäß nach hinten unten. Neigen Sie den Rumpf dabei nach vorne. Der Rücken ist gerade und wird durch Einziehen des Bauchnabels stabilisiert. Der Kopf wird in Verlängerung des Rückens gehalten, die Arme werden ebenfalls in Verlängerung des Rückens gerade nach oben gestreckt. Die Handflächen weisen nach innen. Führen Sie mit gestreckten Armen 30 Sekunden lang rasche kleine Hackbewegungen aus. Wiederholen Sie die Übung zwei- bis dreimal.

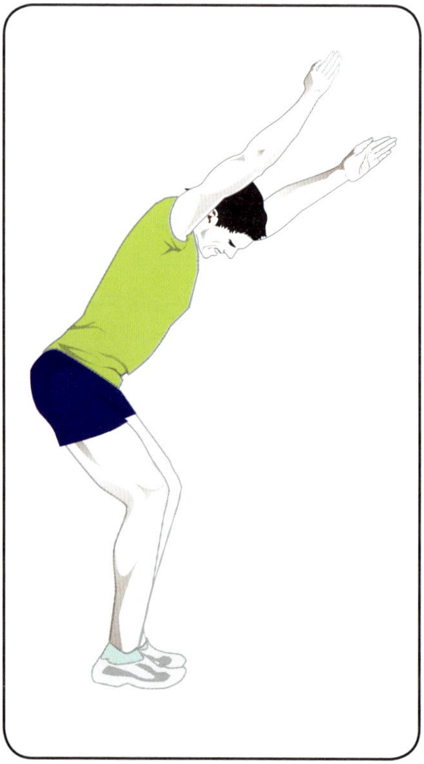

Ziel Diese Übung trainiert die tief liegende Rückenmuskulatur und sorgt damit für eine gute Stabilisierung der Wirbelsäule.

Kobra auf dem Gymnastikball

Die Rotatorenmanschette, eine Muskelgruppe im Schulterbereich, ist eine sehr empfindliche Muskeleinheit, die nach schmerzhaften Episoden oft sogar an den Ansatzsehnen reißt. Dem entgegenwirken kann man durch gezieltes Krafttraining für diesen Bereich.

Ausgangsposition Legen Sie sich mit Bauch und Hüften auf einen Gymnastikball. Der Rücken ist gerade, der Blick ist nach unten gerichtet. Die Arme hängen beiderseits des Balls gerade nach unten. Die Zehenspitzen sind aufgestellt.
Ausführung Spannen Sie Gesäß und untere Rückenmuskulatur an und heben Sie Kopf, Brust und Arme, sodass Ihr Körper vom Scheitel bis zu den Fersen eine gerade Linie bildet. Gleichzeitig drehen Sie die Arme nach außen, sodass Ihre Daumen zur Decke zeigen. Halten Sie die Position 1–2 Sekunden. Lösen Sie die Spannung, indem Sie die Arme nach innen drehen und Kopf, Brust und Arme wieder ein Stück zu Boden sinken lassen. Zwei- bis dreimal 12–15 Wiederholungen.
Ziel Kräftigung des Rückenstreckers und der hinteren Schultermuskulatur

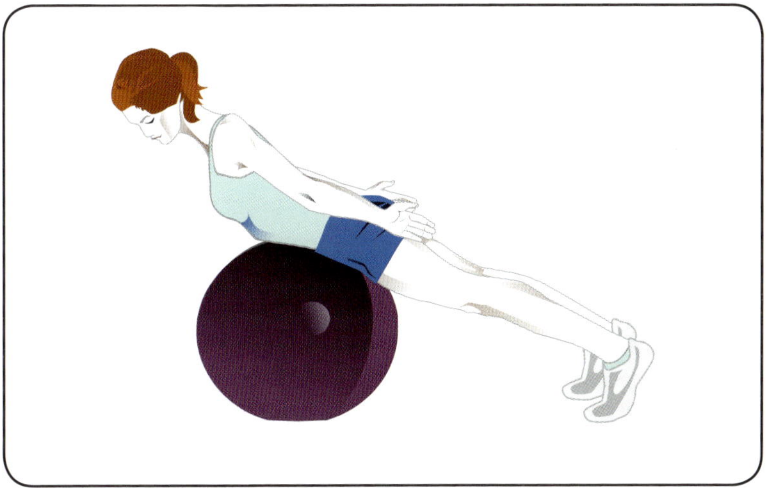

Bauchmuskulatur

Zu den häufigsten Krankheitsbildern gehören Muskelzerrung und Leistenbruch sowie die häufig als Folge eines schlechten Trainingszustands der Bauchmuskeln entstandenen Bandscheibenvorfälle. Um den Rücken zu stärken, ist es daher immer auch empfehlenswert, die Bauchmuskulatur als Gegenspieler der Rückenmuskeln zu kräftigen.

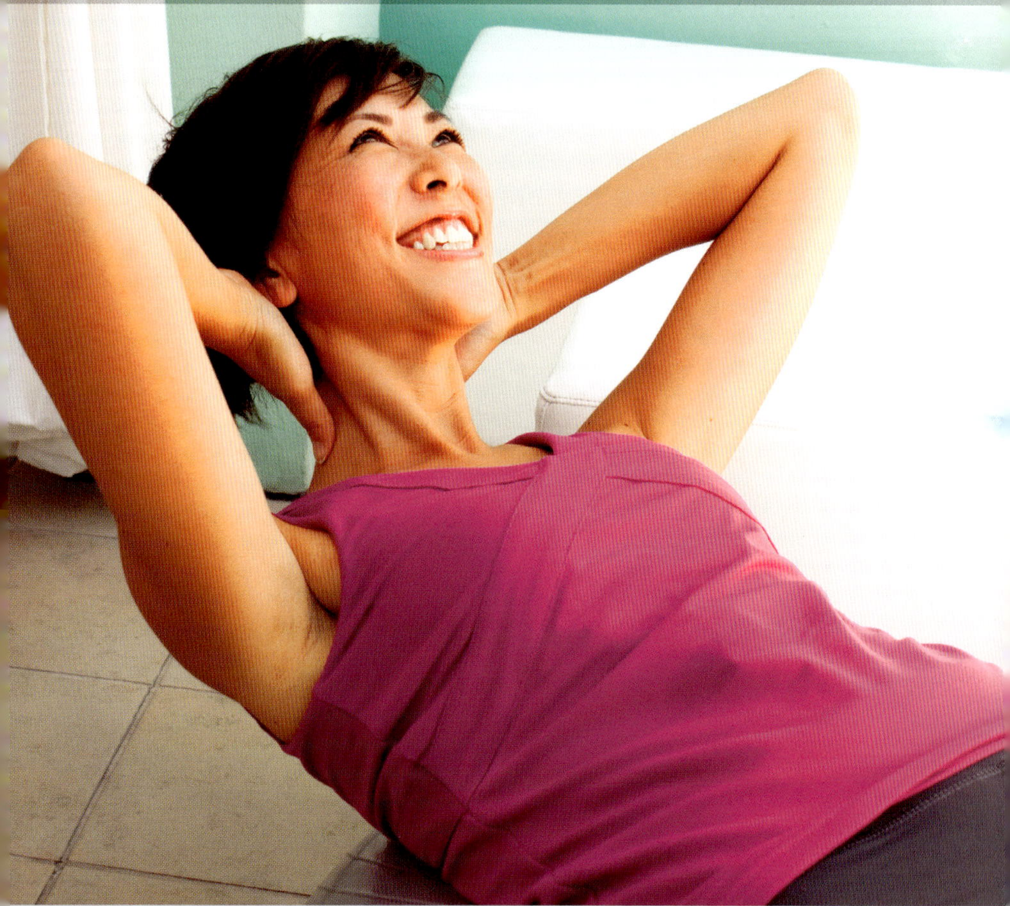

Unterarmstütz

Bei dieser statischen Übung leisten die Bauchmuskeln die Hauptarbeit, aber auch andere Muskelpartien wie z. B. Schulter-, Brust- und Beinmuskeln sowie der Trizeps werden dabei beansprucht. Wichtig bei dieser Übung ist das Atmen! Bitte niemals die Luft anhalten und pressen! Wenn es Ihnen zu Beginn schwerfällt, das Körpergewicht zu halten, legen Sie die Knie einfach ab.

Ausgangsposition Legen Sie sich auf einer Gymnastikmatte auf den Bauch, heben Sie den Oberkörper an und stützen Sie die Unterarme auf, sodass die Ellenbogen etwa unterhalb der Schultern stehen. Die Unterarme weisen dabei gerade nach vorne.
Ausführung Stellen Sie die Zehenspitzen auf dem Boden auf und heben Sie das Gesäß an, bis Kopf, Rumpf und Beine eine Linie bilden. Der Blick ist dabei immer nach unten gerichtet. Halten Sie die Position so lange wie möglich bzw. so lange, bis Sie nicht mehr gerade bleiben können. Machen Sie eine Pause von 60–90 Sekunden und wiederholen Sie die Übung zwei- bis dreimal.
Ziel Kräftigung der gesamten vorderen Körperseite

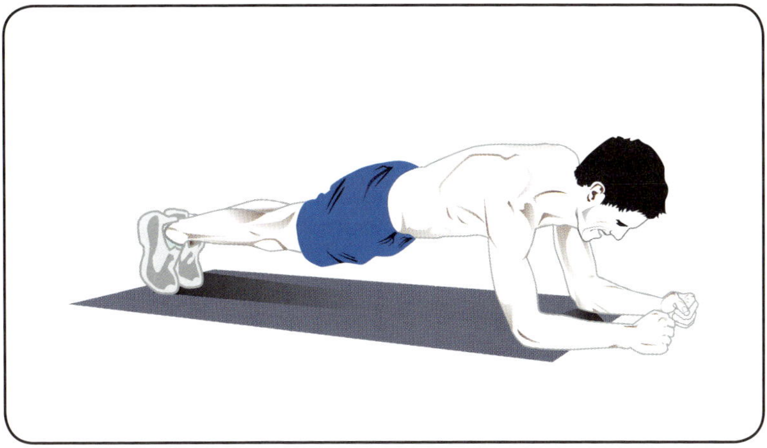

Unterarmstütz auf dem Ball

Der Gymnastikball erschwert die Übungen, da Sie hierbei zusätzlich Ihr Gleichgewicht halten müssen. Hören Sie im Zweifel lieber eher auf und machen Sie einen weiteren Durchgang, als die Körperspannung zu verlieren und sich dadurch eventuell zu verletzen.

Ausgangsposition Nehmen Sie eine Unterarmstützposition auf dem Gymnastikball ein. Legen Sie Ihre Ellenbogen dabei so auf den Ball, dass Ihre Arme und Ihr Rumpf einen 90-Grad-Winkel bilden und Ihr Körper vom Kopf bis zu den Knöcheln eine gerade Linie beschreibt. Mit den Zehenspitzen stützen Sie sich auf dem Boden ab.
Ausführung Ziehen Sie den Bauchnabel zur Wirbelsäule und spannen Sie Ihre Bauch- und Beckenbodenmuskulatur ebenso wie die Gesäßmuskeln fest an. Halten Sie die Position so lange wie möglich bzw. bis Sie nicht mehr gerade bleiben können. Machen Sie eine Pause von 60–90 Sekunden und wiederholen Sie die Übung zwei- bis dreimal.
Ziel Kräftigung der gesamten vorderen Körperseite und Gleichgewichtsschulung

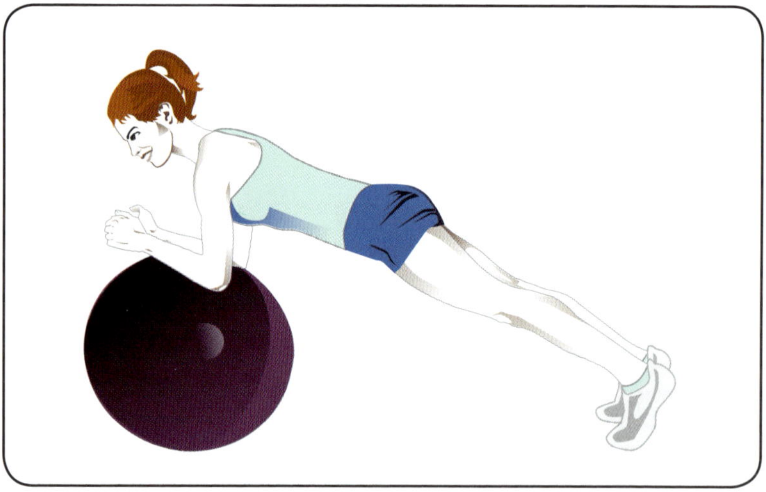

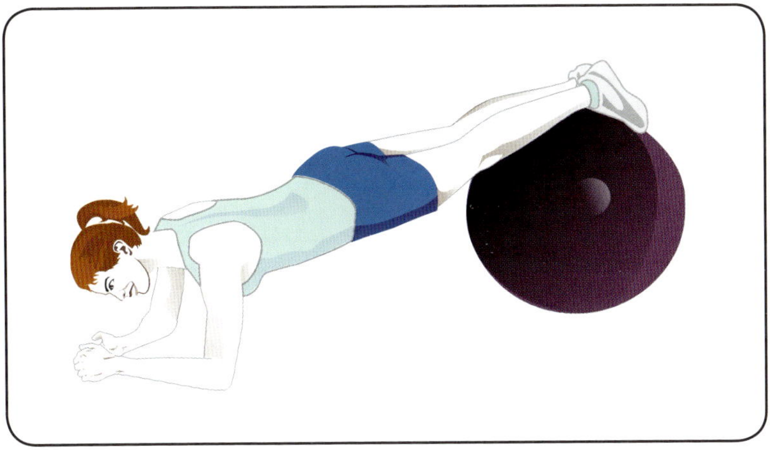

Unterarmstütz mit Füßen auf dem Ball

Der Unterarmstütz mit Gymnastikball lässt sich auch anders herum ausführen. Auch diese Variante schult gleichzeitig den Gleichgewichtssinn.

Ausgangsposition Begeben Sie sich etwa zwei Schritte vom Gymnastikball entfernt in den Unterarmstütz. Legen Sie Ihre Füße im Bereich der Knöchel und unteren Schienbeine auf dem Ball ab. Der Blick ist nach unten gerichtet. Die Ellenbogen befinden sich dabei ungefähr unter den Schultern, der Körper bildet vom Kopf bis zu den Füßen eine gerade Linie. Ihr Rücken darf keinesfalls in ein Hohlkreuz verfallen!

Ausführung Halten Sie die Position so lange wie möglich bzw. so lange, bis Sie nicht mehr gerade bleiben können. Machen Sie eine Pause von 60–90 Sekunden und wiederholen Sie die Übung zwei- bis dreimal.

Ziel Kräftigung der gesamten vorderen Körperseite und Gleichgewichtsschulung

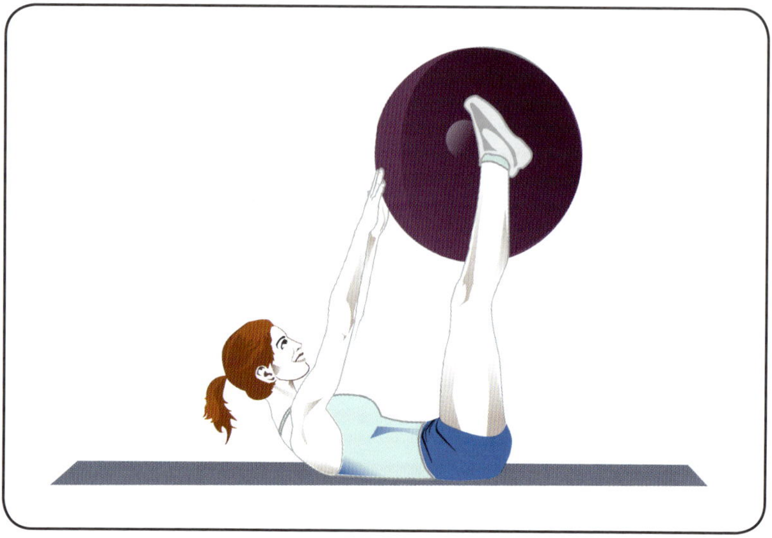

Klappmesser mit Gymnastikball

Achten Sie bei dieser Übung zu jeder Zeit darauf, Ihren unteren Rücken, also die Lendenwirbelsäule, in die Gymnastikmatte zu drücken, um eine Hebelwirkung und eine dadurch entstehende Überbelastung der Bandscheiben zu verhindern!

Ausgangsposition Legen Sie sich auf einer Gymnastikmatte flach auf den Rücken. Beugen Sie die Knie, winkeln Sie die Oberschenkel im 90-Grad-Winkel an und halten Sie den Gymnastikball zwischen den Füßen. Die Arme sind gestreckt und liegen über dem Kopf auf dem Boden auf. Die Handflächen zeigen dabei nach innen.
Ausführung Strecken Sie die Beine mit dem Ball zur Decke und führen Sie gleichzeitig die gestreckten Arme zum Ball, bis Sie ihn mit den Fingerspitzen berühren. Der Rücken hebt sich dabei von der Matte. Kommen Sie in die Ausgangsstellung zurück, aber legen Sie dabei die Beine und Arme nicht auf dem Boden ab. Machen Sie zwei- bis dreimal 12–15 Wiederholungen.
Ziel Kräftigung der Bauchmuskulatur und des Hüftbeugers

Scheren-Crunch mit Ball

Dies ist eine ebenso anspruchsvolle wie effektive Bauchmuskelübung. Wie bei der vorhergehenden Übung sollten Sie auch hier darauf achten, den unteren Rücken in die Gymnastikmatte zu drücken, um eine Bandscheibenüberlastung zu vermeiden.

Ausgangsposition Legen Sie sich auf einer Gymnastikmatte flach auf den Rücken. Halten Sie den Gymnastikball mit beiden Händen senkrecht nach oben. Heben Sie den Oberkörper vom Boden ab, sodass sich Kopf und Schulterblätter in der Luft befinden.
Ausführung Heben Sie nun das linke Bein von der Matte ab. Das rechte Bein führen Sie zum Ball, sodass in der Hüfte ein 90-Grad-Winkel entsteht. Der Oberkörper bleibt dabei oben und unter Spannung. Wechseln Sie nun in einer Scherenbewegung die Beine. Oberkörper und Beine bleiben dabei stets in der Luft. Machen Sie zwei- bis dreimal 12–15 Wiederholungen.
Ziel Kräftigung der Bauchmuskulatur und des Hüftbeugers

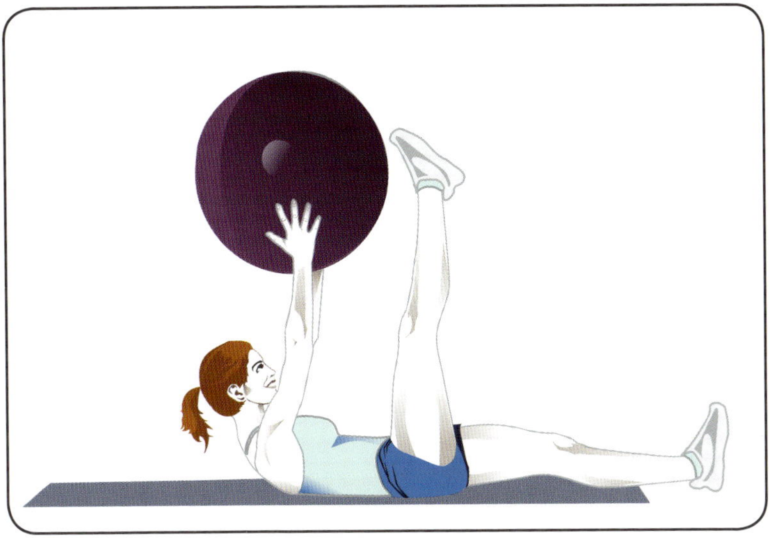

Gerader Crunch auf dem Ball

Crunches auf dem Gymnastikball sind eine sehr effektive Bauchübung. Gleichzeitig unterstützt die Krümmung des Balls auch die nach vorne gerichtete Krümmung der Lendenwirbelsäule. Während der Übung sollte die Spannung stets aufrechterhalten bleiben.

Ausgangsposition Setzen Sie sich auf einen Gymnastikball und laufen Sie ein paar kleine Schritte nach vorne, bis Ihr unterer Rücken auf dem Ball aufliegt. Die Beine stehen im rechten Winkel, die Arme nehmen Sie angewinkelt nach hinten, sodass die Ellenbogen nach außen zeigen und die Hände am Hinterkopf liegen.
Ausführung Heben Sie Ihren Oberkörper an und ziehen Sie den Bauchnabel zur Wirbelsäule. Kippen Sie dabei Ihr Becken und ziehen Sie das Schambein in Richtung Brustkorb. Der Kopf bleibt entspannt in Verlängerung der Wirbelsäule. Lassen Sie den Oberkörper langsam wieder absinken. Zwei- bis dreimal 12–15 Wiederholungen.
Ziel Kräftigung der geraden Bauchmuskulatur

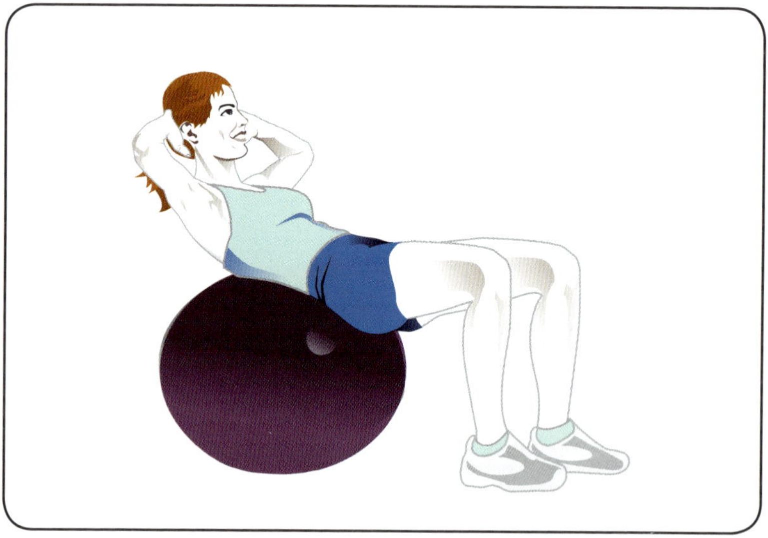

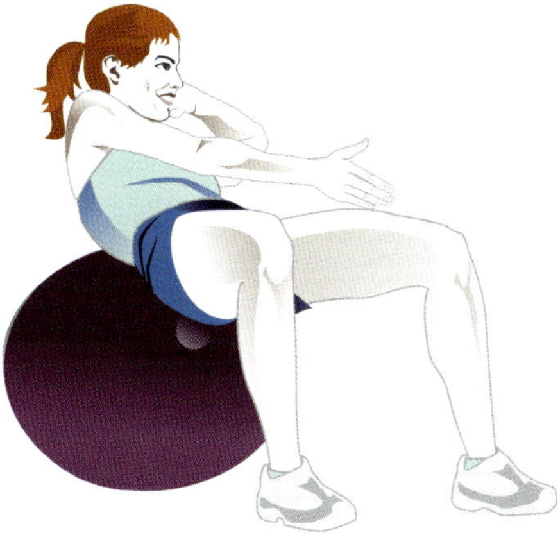

Schräger Crunch auf dem Ball

Zusätzlich zu den geraden Bauchmuskeln beanspruchen Sie bei dieser Übung die inneren und äußeren Bauchmuskeln.

Ausgangsposition Setzen Sie sich auf einen Gymnastikball und laufen Sie ein paar kleine Schritte nach vorne, bis Ihr unterer Rücken auf dem Ball aufliegt. Die Beine stehen rechtwinklig, die Arme nehmen Sie angewinkelt nach hinten, sodass die Ellenbogen nach außen zeigen und die Hände am Hinterkopf liegen.
Ausführung Heben Sie Ihren Oberkörper an und ziehen Sie den Bauchnabel zur Wirbelsäule. Der Kopf bleibt entspannt im verlängerten Verlauf der Wirbelsäule. Die rechte Hand löst sich vom Kopf und zieht zum linken Becken. Das linke Becken spannt sich in Richtung des Brustkorbs an. Kommen Sie zurück in die Ausgangsstellung und wechseln Sie die Seite: Die linke Hand löst sich vom Kopf und zieht zum rechten Becken, das rechte Becken spannt sich in Richtung des Brustkorbs an. Zwei- bis dreimal 12–15 Wiederholungen.
Ziel Kräftigung der schrägen Bauchmuskulatur

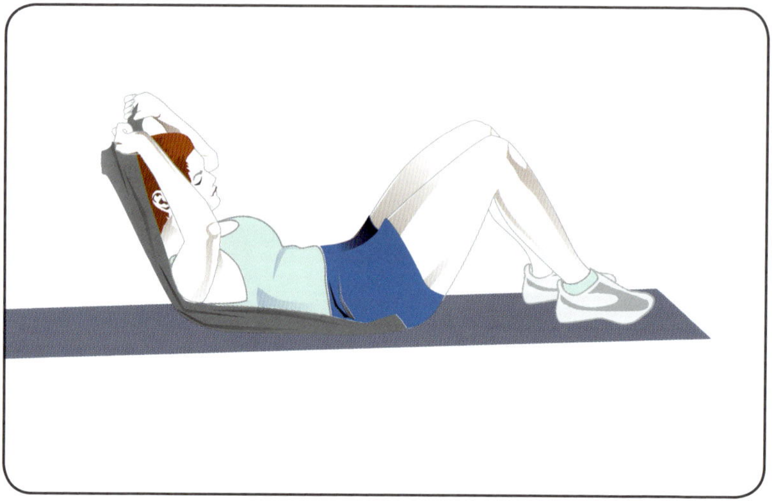

Gerader Crunch mit Handtuch

Wer keinen Gymnastikball zur Verfügung hat, kann die Crunches auch am Boden ausführen. Das Handtuch schont dabei nicht nur den Rücken, sondern unterstützt bzw. entlastet auch den Nacken.

Ausgangsposition Legen Sie sich mit Rücken und Kopf auf ein auf der Gymnastikmatte ausgebreitetes Handtuch. Winkeln Sie die Knie an und stellen Sie die Füße etwa hüftbreit ganzflächig auf der Matte ab. Die Fersen, das Becken und den unteren Rücken drücken Sie in die Unterlage. Fassen Sie die Enden des Handtuchs mit den Händen hinter dem Kopf. Die Ellenbogen zeigen dabei nach außen.
Ausführung Rollen Sie nun den Oberkörper langsam auf, bis die Schulterblätter sich vom Boden lösen. Ihr Blick ist zur Decke gerichtet, die Lendenwirbelsäule hält Bodenkontakt. Zwischen Kinn und Brustkorb sollte eine Faust passen. Halten Sie kurz die Spannung und rollen Sie sich dann langsam wieder in die Ausgangsposition ab. Zwei- bis dreimal 12–15 Wiederholungen.
Ziel Die Übung trainiert die gerade obere Bauchmuskulatur.

Gerader Crunch

Wenn Ihre Halsmuskulatur gut trainiert ist, können Sie die Übung auch ganz ohne Hilfsmittel mit aufgestellten Beinen auf einer Gymnastikmatte durchführen. Auch hier lautet die Faustregel: Der Abstand zwischen Kinn und Brustbein muss so groß sein, dass eine Faust dazwischen Platz hat.

Ausgangsposition Legen Sie sich auf einer Gymnastikmatte auf den Rücken und ziehen Sie die Beine zu sich heran, sodass sie ungefähr hüftbreit stehen. Setzen Sie die Fersen auf. Die Fußspitzen können Sie nach oben ziehen, um die Übung zu erschweren. Die Arme liegen rechts und links neben dem Körper.
Ausführung Heben Sie beim Ausatmen Kopf und Schulterpartie langsam vom Boden ab. Führen Sie Kopf und Schultern wieder nach unten, legen Sie dabei jedoch den Kopf nicht ab und halten Sie die Spannung aufrecht. Der Blick bleibt dabei immer nach vorne oben gerichtet. Machen Sie zwei- bis dreimal 12–15 Wiederholungen.
Ziel Kräftigung der geraden Bauchmuskulatur

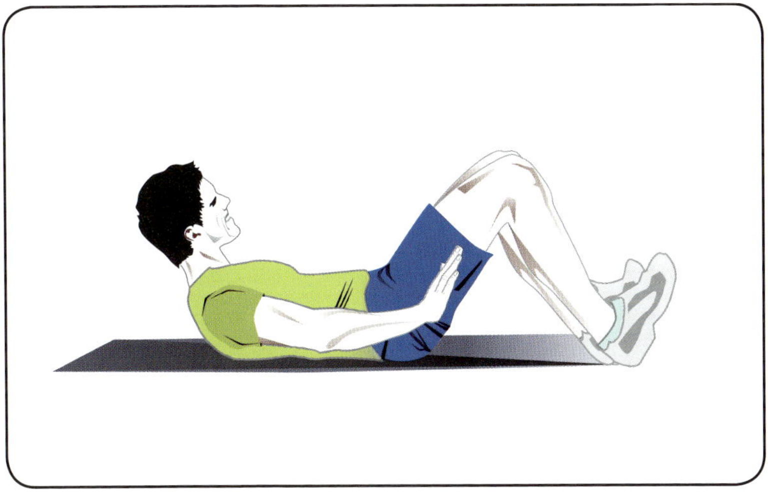

Radfahren am Boden

Fahrradfahren kennt – und kann in der Regel – jeder. Die geraden Bauchmuskeln werden dabei sehr gut gefordert, Durchblutung und Entstauung der Beine werden angeregt.

Ausgangsposition Legen Sie sich auf einer Gymnastikmatte auf den Rücken und stützen Sie sich hinter dem Rücken mit den Unterarmen ab. Das Gewicht lastet dabei auf den Unterarmen.
Ausführung Heben Sie nun Ihre Beine etwas vom Boden ab. Die Bauchmuskeln spannen Sie dabei an und ziehen den Bauchnabel kräftig in Richtung Wirbelsäule. Vorsicht: Keinesfalls ein Hohlkreuz machen! Ist dies der Fall, beenden Sie die Übung! Machen Sie eine „Radfahrbewegung", indem Sie die Beine im Wechsel beugen und strecken. Machen Sie zwei- bis dreimal 12–15 Wiederholungen.
Ziel Kräftigung der geraden Bauchmuskulatur sowie der gesamten Beinmuskulatur

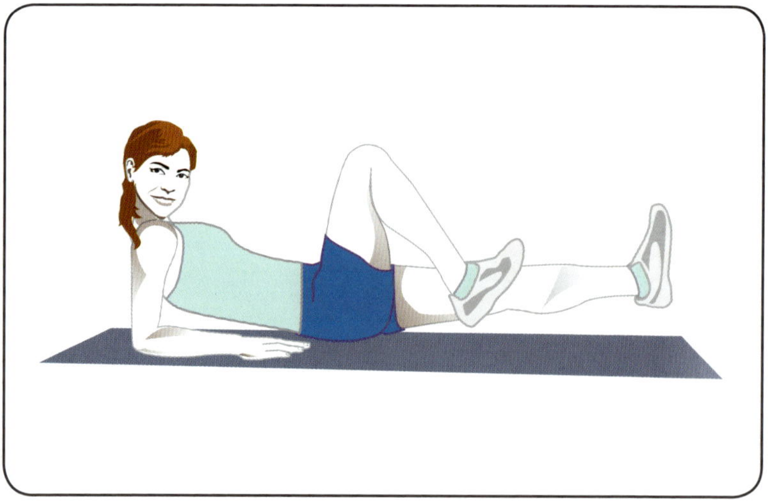

Brust-, Schulter- und Armmuskulatur

Wir befinden uns den größten Teil des Tages in einer gekrümmten Körperposition. Dabei verkürzen sich nicht nur die entsprechenden Muskeln, sie verlieren auch an Leistungsfähigkeit. Mit Übungen wie z. B. Liegestützen kann man dem entgegenwirken.

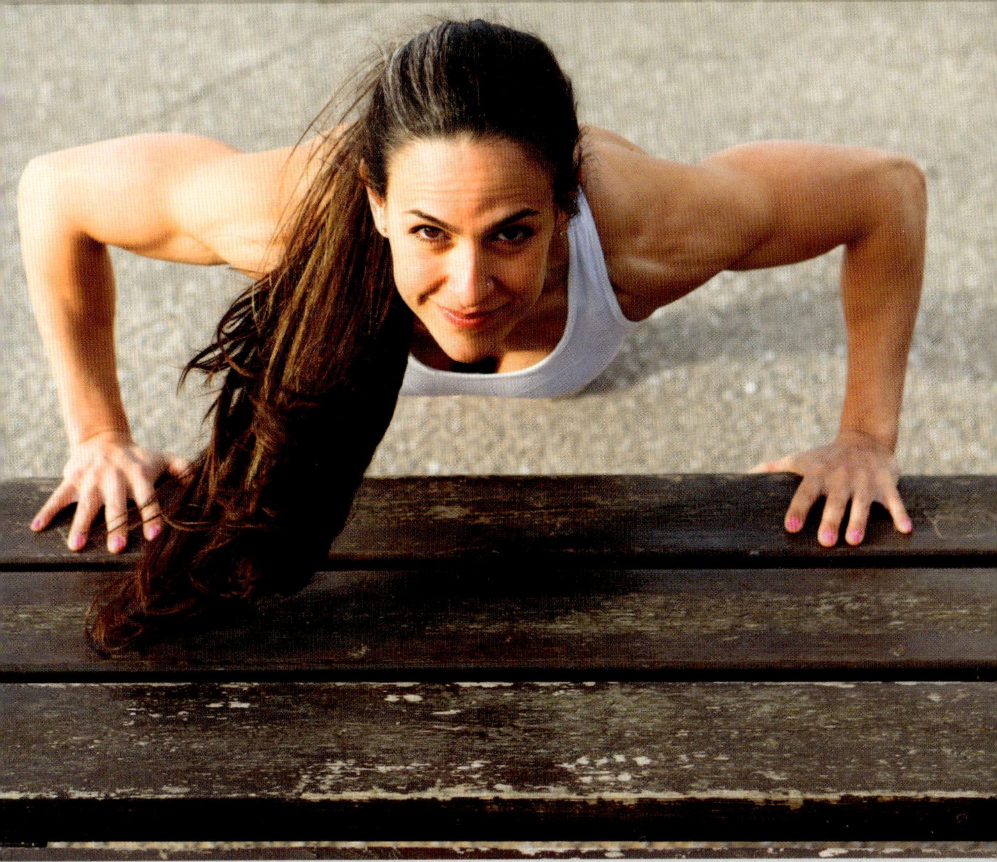

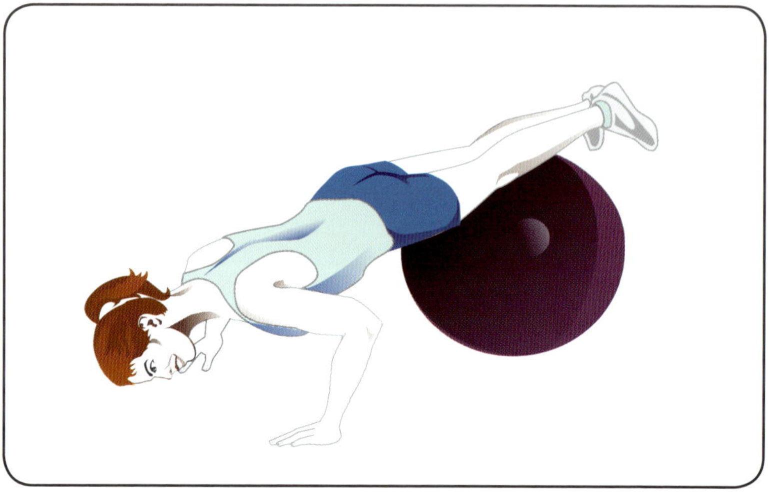

Negativer Liegestütz

Eine weitere Variante der Liegestütze auf dem Gymnastikball. Je weiter Sie sich auf dem Ball in Richtung Becken abstützen, desto leichter wird Ihnen die Übung fallen. Achten Sie trotzdem auf eine gerade Körperhaltung!

Ausgangsposition Begeben Sie sich etwa zwei Schritte vor einem Gymnastikball in Liegestützposition und legen Sie Ihre Schienbeine oder Oberschenkel auf dem Ball ab. Mit den Händen stützen Sie sich unterhalb der Schultern auf dem Boden ab. Heben Sie Ihr Becken so weit an, bis Ihr Oberkörper fast parallel zum Boden steht. Kopf, Rücken und Beine bilden eine gerade Linie. Der Blick ist nach unten gerichtet. Den Bauchnabel ziehen Sie in Richtung der Wirbelsäule.
Ausführung Atmen Sie ein, beugen Sie die Ellenbogen und senken Sie Ihren Körper ab, bis Ihre Stirn fast den Boden berührt. Drücken Sie sich dann beim Ausatmen in die Ausgangsposition zurück. Machen Sie zwei- bis dreimal 12–15 Wiederholungen.
Ziel Kräftigung der Brustmuskulatur und Förderung der Körperspannung

Liegestütz

Diese Übung kennt fast jeder. Je weiter die Ellenbogen dabei vom Körper entfernt sind, desto mehr wird die Brustmuskulatur und desto weniger der Trizeps beansprucht. Fortgeschrittene können die Beine ausstrecken und die Fußspitzen auf dem Boden aufstellen.

Ausgangsposition Die Hände sind unter den Schultern auf dem Boden abgestützt, die Fingerspitzen zeigen nach vorne oder leicht nach innen. Die Unterschenkel sind übereinandergelegt und der Körper ist auf den Knien abgestützt. Kopf und Rumpf bilden eine gerade Linie, der Blick ist nach unten gerichtet.
Ausführung Spannen Sie den Körper an und ziehen Sie den Bauchnabel zur Wirbelsäule. Senken Sie den Brustkorb in Richtung Boden. Die Ellenbogen zeigen dabei nach hinten außen. Legen Sie Ihren Körper nicht auf dem Boden ab, sondern strecken Sie die Arme gleich wieder. Dabei ausatmen. Machen Sie zwei- bis dreimal 12–15 Wiederholungen.
Ziel Kräftigung der Brust-, Bauch- und Armmuskulatur

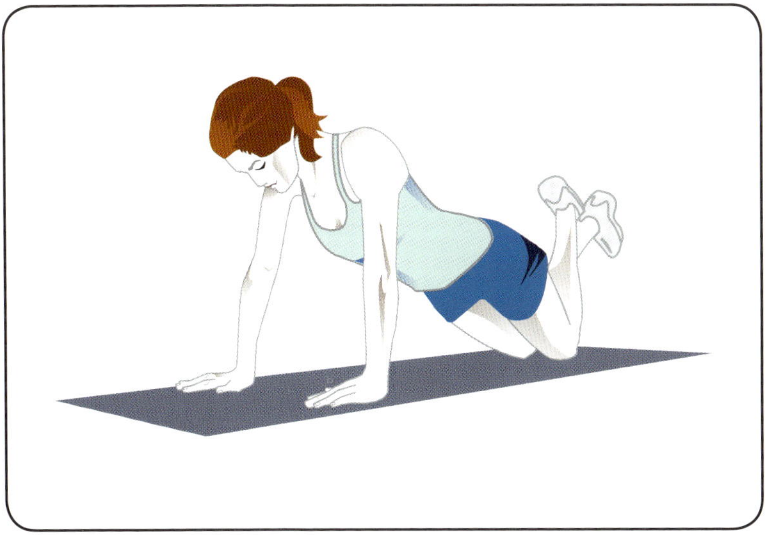

Seitstütz

Einer der wichtigsten Muskeln der Lendenwirbelsäule ist der Musculus quadratus lumborum. Er stabilisiert maßgeblich die Wirbelkörper und sorgt für den nötigen Abstand zwischen ihnen. Ein untrainierter und somit oft einseitig verspannter Musculus quatratus lumborum verursacht Fehlbelastungen der Bandscheiben, weshalb sich daraus nicht selten Vorwölbungen oder sogar Bandscheibenvorfälle ergeben. Das richtige Training trägt hier zur Vorbeugung bei.

Ausgangsposition Legen Sie sich auf die Seite und stützen Sie sich auf dem Unterarm ab, sodass Ihr Ellenbogen ungefähr unter der Schulter liegt. Den oberen Arm stützen Sie in die Hüfte. Für die leichtere Variante Knie anwinkeln, sonst Beine strecken.
Ausführung Heben Sie nun die Hüfte an, bis Rumpf und Beine eine Linie bilden. Halten Sie die Position 10–20 Sekunden, kommen Sie dann zurück in die Ausgangsposition und wiederholen Sie die Übung dreimal. Wechseln Sie die Seite und machen Sie hier ebenfalls drei Wiederholungen.
Ziel Kräftigung der seitlichen Bauchmuskulatur, Verbesserung der Rumpfstabilität

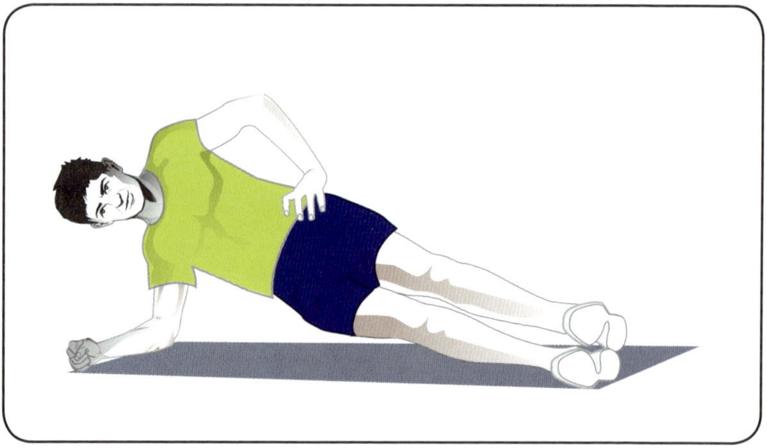

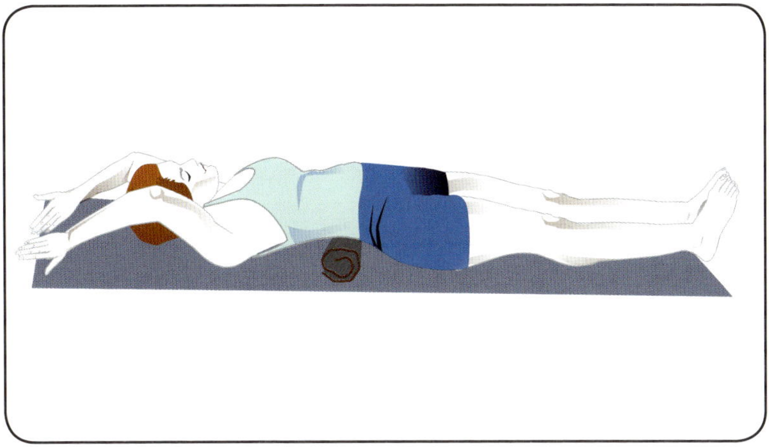

Mobilisation

Diese Übung ist ein sehr guter Abschluss zum Ende Ihrer Trainingseinheit. Sie können sie jedoch auch zu Beginn des Trainings oder einfach isoliert nach einem anstrengenden Tag durchführen.

Ausgangsposition Rollen Sie ein oder zwei Handtücher zu einer dicken, stabilen „Wurst“ zusammen. Fixieren Sie diese mit Klebeband oder einer Schnur, sodass sie in Form bleibt. Legen Sie sich in Rückenlage auf eine flache, harte Oberfläche (Betten und Sofas sind zu weich) und schieben Sie die Handtuchrolle auf Nabelhöhe an der Stelle, an der die Krümmung der Wirbelsäule beginnt, unter Ihren Rücken.

Ausführung Haben Sie die richtige Position gefunden, nehmen Sie die Füße schulterbreit auseinander und führen Sie die Zehen nach innen, sodass sich die großen Zehen berühren. Strecken Sie die Arme gerade nach hinten aus und legen Sie die Hände hinter sich auf dem Boden ab. Die Handflächen weisen dabei nach unten und die kleinen Finger berühren sich. Bleiben Sie so bis zu 5 Minuten liegen und gehen Sie dann in die Ausgangsposition zurück.

Ziel Verbesserung der Körperhaltung und Flexibilität

Register

Register A–Z

Übungsregister

Impressum

Erfahren Sie mehr!

www.garant-verlag.de
ISBN 978-3-7359-0223-8

Komplettproducing: twinbooks, München (Melanie Goldmann)
Text und Redaktion: Dr. med. Heike Bueß-Kovács, Melanie Dzsida,
Margaretha Becker für twinbooks, München
Alle Abbildungen © Shutterstock Images
Illustrationen: Barbara Kovalová, Milan Virčík

Alle Informationen in diesem Buch wurden mit größter Sorgfalt erarbeitet und geprüft. Weder Herausgeber, Autor noch Verlag können jedoch für Schäden haftbar gemacht werden, die in Zusammenhang mit der Verwendung dieses Buches stehen.